Une EndométioVie

Blandine Bulté

Une EndométioVie

Témoignage

Éditions Le Manuscrit
Paris

EAN : 9782304043648 (livre imprimé)
EAN : 9782304043655 (livre numérique)
EAN : 9782304243659 (Epub)

Merci à mon mari
pour son soutien indéfectible.

Merci à ma mère et à nos amis proches
pour leur écoute et leur présence.

Merci au docteur Reignoux
et au professeur Collinet
pour leur professionnalisme.

Merci à Xavier Thomas
pour son travail de correction
et ses encouragements.

Préface

L'endométriose

L'endométriose est définie par la présence de cellules provenant de la muqueuse utérine (l'endomètre) en dehors de la cavité utérine. Il s'agit d'une maladie bénigne et fréquente. L'origine de cette maladie est, à ce jour, mal connue. Plusieurs hypothèses ont été décrites dont la principale étant le rôle du reflux d'endomètre par les trompes de Fallope dans le bas ventre lors des règles. Les foyers d'endométriose sont soumis à l'influence des hormones du cycle menstruel. La plus part du temps situés sur les ovaires, les lésions d'endométriose peuvent également se situer sur d'autres organes dont le rectum, le colon, la vessie, le diaphragme.

L'endométriose est à l'origine de douleurs qui peuvent être intenses et qui apparaissent le plus souvent pendant les règles. L'endométriose est également l'une des causes principales de stérilité. Son expression est très variable d'une personne à l'autre. De douleurs à la défécation ou de douleurs lors de la miction en particulier pendant les règles, la présence de sang dans les selles ou dans les urines peuvent être les signes d'une endométriose plus évoluée. Enfin l'endométriose régresse le plus souvent lors de la grossesse et disparaît généralement après la ménopause.

Le diagnostic de certitude est posé lors d'une exploration chirurgicale de l'abdomen (cœlioscopie) par la visualisation de nodules bleutés à la surface des ovaires ou à la surface de la membrane, entourant les viscères, appelée le péritoine. Par contre, le diagnostic est le plus souvent évoqué lors d'examens radiologiques comme l'échographie ou l'IRM. L'absence de signes d'endométriose sur ces examens radiologiques ne permet cependant pas d'éliminer le diagnostic.

Le traitement de l'endométriose est avant tout médical. Dans les formes légères un traitement hormonal par contraception peut suffire à calmer les douleurs. Dans les formes plus sévères, des médicaments permettant de bloquer les ovaires (ménopause artificielle et transitoire) sont utilisés. Une intervention chirurgicale est nécessaire si les douleurs persistent ou si des kystes des ovaires sont présents à l'échographie. Cette intervention peut également être justifiée en cas d'infertilité. Elle est réalisée le plus souvent par cœlioscopie. Cette intervention consiste à enlever les kystes sur les ovaires, libérer les accolements et à cautériser les lésions d'endométriose sur le péritoine. Dans certains cas où l'endométriose est très évoluée, il est parfois nécessaire de procéder à d'autres gestes opératoires en fonction des organes atteints : ablation du rectum, ablation d'une partie de la vessie et également en dernier recours ablation de l'utérus (hystérectomie) et/ou ablation d'un ou des ovaires.

Ces interventions sont complexes de part le caractère inflammatoire de la maladie et de part l'extension de la maladie dans certains cas. Le résultat de l'intervention que ce soit sur le plan de la douleur et également de la fertilité dépend du caractère radical de l'ablation des lésions d'endométriose. Ces interventions même complexes sont possibles par cœlioscopie. Concernant l'utilisation du robot chirurgical, l'endométriose est probablement une indication de choix. En effet, la chirurgie robot-assistée pourrait permettre une plus grande précision dans des gestes opératoires et un meilleur confort opératoire pour le chirurgien. L'utilisation du robot chirurgical pour le traitement de l'endométriose est en cours d'évaluation.

Dans certains cas où l'endométriose est très évoluée, les traitements médicaux sont inefficaces sur la douleur et la survenue d'une grossesse (spontanée ou médicalement assistée) ne semble plus envisageable. Dans ces situations d'impasse thérapeutique, il est parfois nécessaire de procéder à des interventions plus radicales en fonction des organes atteints : ablation du rectum, ablation d'une partie de la vessie et également en dernier recours ablation de l'utérus (hystérectomie) et/ou ablation d'un ou des ovaires. Ce choix de traitement radical justifie un délai de réflexion indispensable pour une telle décision en particulier en situation d'infertilité.

Tel a été le cas de Mme Visée Blandine. Son témoignage retrace un parcours de soins particulièrement long et difficile. A la lecture de ce manuscrit poignant, on s'étonne, qu'à ce jour, l'endométriose soit aussi difficilement reconnue comme affection de longue durée. Ce livre pourra très certainement venir en aide à ces nombreuses femmes en souffrance et pourra également appuyer les demandes de reconnaissance de cette maladie effectuées auprès du ministère de la santé par les associations de patientes endométriosiques. Je tiens enfin à remercier vivement Mme Visée Blandine de m'avoir sollicité pour cette préface. Je souhaite un franc succès à ce livre écrit avec brio et présente tous mes vœux de bonheur à Mme et Mr Visée dans cette nouvelle vie qui commence…

Pr Collinet Pierre
CHRU Lille

I

UNE ENDOMÉTRIOSE PARMI TANT D'AUTRES

Tout a commencé lorsque j'avais quatorze, quinze ans. Du moins, est-ce ce que j'ai compris bien des années plus tard. Car ce qu'il faut déjà comprendre de l'endométriose, c'est qu'elle est une étrangère au regard des médecins tout autant qu'à celui des malades. Aussi peut-on en être atteinte durant de longues années avant que cela ne vous soit révélé.

Je me dois donc de débuter ce témoignage par une description aussi précise que je peux de cette maladie. Et ce n'est pas une mince affaire, car il n'y a pas une endométriose mais plusieurs. Si son mode de survenue et de prolifération est à peu près compris, ce dysfonctionnement reste encore très mystérieux.

L'endométriose est, en simplifiant, la présence de muqueuse utérine (l'endomètre) en dehors de l'utérus.

L'hypothèse la plus logique pouvant expliquer cette présence anormale de cellules utérines dans la cavité péritonéale -au niveau des ovaires, sur la paroi extérieure de l'utérus ou encore sur le rectum ou la vessie- suggère un reflux durant la période de menstruation. En effet, au lieu de s'évacuer entièrement par le vagin, le sang des règles serait en partie propulsé par les trompes de Fallope vers la cavité abdominale, infiltrant de ce fait les tissus.

Une fois les premières cellules d'endomètre installées, elles continueront de réagir aux hormones, proliférant au rythme du cycle et se détruisant pendant la période de menstruation sans que le liquide ne puisse s'échapper. Mois après mois, année après année, elles s'accumulent et se multiplient.

Rappelant par certains aspects les cellules cancéreuses (du fait de leur mode de développement et d'infiltration de tissus sains), celles de l'endométriose provoquent différents types de lésions. Des kystes ou endométriomes se développent sur les ovaires, lésant ceux-ci parfois très gravement, et grossissent sous l'influence des hormones. Ils peuvent dépasser les dix centimètres. Des nodules peuvent envahir profondément un organe (le rectum par exemple), un ligament (les ligaments utéro-sacrés reliant l'utérus au sacrum) ou une paroi (rectovaginale par exemple). Des adhérences sont également fréquentes : l'endométriose colle les organes les uns aux autres, créant des zones très inflammatoires.

Le symptôme le plus probant permettant de poser le diagnostic de la maladie est la douleur. Une douleur fréquemment ressentie pendant la période de menstruation mais qui dépasse souvent le degré normal lié à cette phase du cycle. Des souffrances surviennent parfois pendant l'ovulation, voire continuellement quand la maladie atteint un stade critique. Des troubles de la fonction digestive ou de la fonction urinaire peuvent également survenir et devenir de sérieux indicateurs.

Bien que l'on puisse expliquer comment de l'endomètre se retrouve subitement en dehors de sa cavité d'origine, personne n'a pu, à ce jour, me dire pourquoi cela se produisait ! Pourquoi environ 10 % des femmes subissent à des degrés divers cette étrange maladie ? Pourquoi ne peut-on ni véritablement stopper son évolution, ni en guérir ?

Un deuxième symptôme – qui à mon sens ne devrait pas en être un – est celui de l'infertilité.

Il faut savoir en effet qu'un bon nombre de femmes découvrent leur maladie le jour où elles décident de porter un enfant. Ne parvenant pas à concevoir après de nombreux essais, elles se tournent vers la médecine pour comprendre. Grâce à la procréation assistée, beaucoup d'entre elles parviendront à enfanter.

Cependant, environ 30 % des femmes atteintes d'endométriose sont infertiles, ou plutôt le sont devenues à cause de la prolifération de cette maladie. La conséquence devient ici un symptôme… L'endométriose est responsable de l'infertilité, et c'est cette infertilité qui permet de découvrir la maladie.

Je vous laisse imaginer combien d'années de souffrance accumule la plupart des malades.

Alors, que se passe-t-il pour ces femmes ? Quelle est leur vie ? Quel est leur parcours ? Leur histoire ?

Je ne peux raconter toutes les EndométrioVies car on ne comprend réellement que le chemin que l'on arpente, mais je peux vous parler de la mienne et vous permettre de mieux appréhender ce qu'est cette maladie. Car une pathologie n'est pas uniquement une liste de symptômes, c'est une autre manière de vivre !

Je dédie ce livre à toutes les femmes qui souffrent physiquement et psychologiquement de cette maladie, mais je l'écris avant tout pour leurs proches. Je sais comme on se sent seule et incomprise quand on traverse toutes les épreuves liées à l'endométriose (et elles peuvent être très nombreuses). Je sais combien il est difficile d'expliquer à son compagnon de vie les maux que l'on ressent jusque dans l'intimité d'un lit. Je connais les blessures du manque d'empathie…

La méconnaissance creuse parfois un gouffre entre la malade et son entourage et j'ai le souhait de combler ne serait-ce qu'un peu cette distance grâce à ce livre.

Il ne s'agira toutefois pas d'un essai médical (je ne suis pas médecin) mais d'un témoignage de mon parcours dans la maladie.

II

Au commencement

J'étais donc adolescente quand les premiers symptômes sont apparus.

Je n'ai pas la mémoire de tourments quotidiens ou lors des règles. Non. Ce dont je me rappelle, ce sont des crises violentes et soudaines qui saisissaient mon corps alors qu'une minute avant je me sentais très bien. Sans doute mon jeune âge et mon inexpérience en matière de douleur faisaient-ils que je ne les sentais pas arriver. Je ne repérais pas à l'époque les premiers troubles m'avertissant que quelque chose allait se produire. J'ai appris malgré moi avec les années.

La première crise dont je me souviens s'est déroulée un samedi. Je ne me trouvais pas à la maison mais chez une amie très proche avec qui j'avais l'habitude de passer du temps. Je vivais en partie avec sa famille, ma mère travaillant beaucoup.

Ce jour-là, j'étais seule avec elle et son frère. Je ne me rappelle pas de ce que nous faisions à ce moment précis, mais j'allais très bien.

Brutalement, une vive douleur me saisit le ventre. Ce fut si soudain que j'en étais légèrement étourdie. J'étais nauséeuse et mon abdomen se tordait. J'ai supposé que j'allais être malade alors je me suis dirigée vers les toilettes. Etait-ce une gastro-entérite fulgurante ? C'est à quoi j'ai pensé, bien que cela me parût étrange. Je m'enfermai donc dans les toilettes mais rien ne se passa. Je me sentais pourtant de plus en plus mal et cela m'effrayait vraiment. La pièce était, de surcroît, minuscule ! J'étais oppressée et, encore assisse sur la cuvette, ma tête se mit à tourner vivement. C'était horrible de se sentir à la dérive…

D'une voix éteinte par l'angoisse qui me submergeait, j'appelais alors mon amie qui dut m'aider à me lever et à me rhabiller. Je crois qu'à ce moment précis, elle aussi a commencé à paniquer. Elle a hurlé le prénom de son jeune frère et tous deux m'ont traînée à travers le couloir jusqu'à la cuisine.

Chaque pas était de plus en plus difficile. Mon corps semblait peser une tonne et la douleur ne relâchait pas son emprise. J'avais le sentiment détestable d'être à l'agonie.

Finalement, à mi-parcours de la cuisine et avant de gagner le salon où mes amis tentaient de m'emmener pour m'allonger sur le canapé, je perdis connaissance.

Cela ne dura que quelques secondes mais, lorsque je repris conscience, j'étais étalée sur le carrelage. Il me semble avoir dû ramper jusqu'au divan où je me suis avachie. Mes sens étaient engourdis, mon esprit incapable de réfléchir à autre chose qu'à la douleur et ma panique s'accroissait.

Mon amie a finalement téléphoné à ma grand-mère, seule parente disponible, qui est tout de suite venue nous aider. Elle a contacté un médecin qui s'est lui aussi déplacé en urgence. J'ai peu de souvenir de cette attente. Peut-être cela a-t-il été plus long que je ne me l'imagine aujourd'hui, car j'avais le sentiment d'être plongée dans un sommeil paradoxal.

Lorsque le médecin m'a ausculté, il n'a pas vraiment su expliquer ce qu'il s'était produit. Il m'a fait une piqûre en intraveineuse qui m'a soulagé et m'a relevé les jambes. Il m'a dit que j'avais fait une crise de spasmophilie.

Tout le monde a cru, à partir de ce moment, que j'étais « juste » spasmophile.

Je l'étais sûrement mais, ce qui déclenchait ces crises était vraisemblablement une souffrance violente au ventre provoquant une angoisse ! Certes les spasmophiles ont des sensations de perte de conscience, mais ils ne la perdent pas réellement ! Dans mon cas, j'avais bien fait un malaise vagal. Or, ceux-ci se produisent parfois lors de douleurs très fortes. Le système nerveux n'en supporte pas l'intensité et le cerveau se déconnecte durant un bref instant.

Cette réflexion, je l'ai menée près de dix ans plus tard.

Or, à partir de ce jour, personne ne s'est vraiment inquiété (moi y compris) de ces crises qui intervenaient de temps à autre sans prévenir. Personne ne nous a suggéré que ces douleurs pouvaient avoir une origine différente.

J'ai d'ailleurs le souvenir d'une autre de ces manifestations qui a eu lieu en présence de ma mère et de mon beau-père.

Nous revenions de chez ma grand-mère et dans la voiture, déjà, je ne me sentais pas bien. Cela, comme à chaque fois, intervenait subitement. Une seconde avant, je faisais de grands signes à travers le carreau, le sourire aux lèvres et heureuse, la seconde qui suivait, un trouble s'emparait de moi.

À l'arrivée, je me précipitais dans la maison pour boire un peu d'eau et m'installer dans le divan.

J'ai finalement fini allongée au sol, vêtement relevé à mi-hauteur de mon abdomen pour plaquer mon ventre sur le carrelage glacé. Dans ces moments-là, j'étais comme en transe, à l'affût des douleurs, cherchant à les contrôler pour mieux les vivre et éviter de m'évanouir.

C'est ce jour-là, je pense, que j'ai appris à me concentrer suffisamment pour ne pas perdre conscience et intégrer ce mal pour mieux le supporter. Je crois avoir, dès lors, travaillé sur mon seuil de tolérance à la souffrance. Mon esprit pouvait avoir une forme de contrôle et, puisque je n'étais pas malade et que ce n'était qu'une crise, autant apprendre à vivre avec ! Je m'y suis employée toute ma vie.

Ce qui m'intéresse dans cet épisode de ma mémoire est la réaction de mon entourage.

Ma mère, pour qui il était difficile de me voir ainsi, ne semblait toutefois pas s'inquiéter outre mesure. Et c'était normal, puisqu'on nous avait fourni une explication.

Au-delà de cette interprétation, elle aussi savait que ce n'était qu'un moment éphémère… Dans une demi-heure, une heure au plus tard, je me relèverais et tout irait bien. Pourquoi se faire du souci ? Elle me laissa donc sur le carrelage tout en me surveillant et rassura mon beau-père qui assistait pour la première fois à cet événement.

Peut-être aurions-nous dû chercher davantage. En même temps, ces crises n'étaient pas mon quotidien. Loin de là. Elles n'intervenaient que quelques fois par an.

Il arrivait bien évidemment que des douleurs moins virulentes apparaissent, mais je ne les signalais pas forcément à mes proches et pensais qu'elles étaient normales.

III

Premières inquiétudes

Comme toutes les adolescentes, je suis tombée amoureuse plusieurs fois, jusqu'à celle qui m'a fait devenir plus femme qu'enfant.

C'est un passage important que je me dois d'évoquer, car la sexualité peut être fortement contrariée du fait d'une endométriose latente ou active.

Comme pour de nombreuses jeunes filles, le début de ma vie sexuelle a entraîné la prise de la pilule. À 16 ans, j'ai donc été placée sous contraceptif par mon médecin traitant, à ma demande.

Le débat concernant la prise de ces médicaments peut être houleux à notre époque, mais à ce moment encore, on se posait très peu de questions.

En ce qui me concerne, je pense que la prise de la pilule a ralenti le processus de la maladie. En régulant mes cycles, elle limitait certainement la propagation des cellules dans la cavité péritonéale. Ne la prenant pas en continu (il n'y avait pas de raison connue pour le faire), j'avais des règles artificielles chaque mois.

Mais si ce médicament ralentissait le processus, il ne le stoppait pas. Il en a même masqué les symptômes puisque je n'ai pratiquement plus eu de violentes douleurs pendant les cinq années consécutives où j'ai suivi ce traitement.

Toutefois, et sans entrer dans les détails de ma vie intime, je n'étais pas complètement épanouie et je me posais beaucoup de questions sur les réactions de mon corps. Absence de plaisir ou douleurs légères ? Problème physique ou psychologique ?

J'étais jeune, réservée et je ne savais pas poser les mots qu'il fallait. Et il faut avouer que l'absence d'écoute et de compréhension de mon partenaire ajoutait au sentiment de mal-être que j'éprouvais.

L'intimité de mon corps était complexe. Difficile de savoir ce qui était normal de ce qui ne l'était pas ! Mais avec le recul et l'expérience, j'ai compris que dès lors qu'on se pose des questions, c'est qu'il y a sujet à questionnement.

La sexualité est donc vite devenue pour moi un plaisir émotionnel bien plus que physique. Je ne peux pas garantir que l'endométriose est responsable de mes difficultés d'alors, mais je n'ai pas trouvé d'autres explications.

Les aventures amoureuses qui ont suivi, plus épanouissantes, m'ont permis de mieux me connaître. L'attention et l'amour peuvent être très précieux et d'une grande aide pour dépasser les chagrins et les inquiétudes. Je me suis réconciliée avec mon corps et j'ai découvert ce qui ne me faisait pas mal et pouvait me procurer du plaisir.

Ce que j'ai pu observer, au terme de ma première grande histoire d'amour, et après avoir cessé de prendre la pilule pendant un temps, c'est que les malaises sont réapparus par intermittence.

La force de l'habitude me permettait désormais de reconnaître les premiers signes d'un problème à venir et je n'ai ainsi plus jamais perdu connaissance. Il m'est pourtant arrivé, par exemple, de quitter une file d'attente en plein cœur de Paris, à la bibliothèque du centre Pompidou, pour aller m'asseoir (et m'allonger) un peu plus loin à même le sol. Fort heureusement pour moi, j'avais appris à respirer par le ventre et à me concentrer suffisamment pour écarter tout malaise. Du calme, un peu d'eau, un cachet et vingt minutes de repos suffisaient désormais à maîtriser ce mal lorsqu'il était d'intensité raisonnable.

Je n'avais donc absolument pas conscience des assauts que subissait mon corps.

Les mentalités nous transmettent, à nous les femmes, que nous sommes de nature plus fragiles, sujettes à des douleurs ou des faiblesses. Ne s'agissant toujours pas d'un mal quotidien, je ne me suis donc pas plus inquiétée une fois devenue jeune femme.

Bien sûr, j'ai rencontré une gynécologue autour de mes vingt ans. J'avais tardé à m'y rendre et c'est un souci de santé bénin qui m'y a conduit. Allez savoir pourquoi, cette rencontre m'intimidait ! C'est fort probablement le cas pour de nombreuses femmes, mais dans mon cas ce n'était pas particulièrement un problème de pudeur.

Je suis une femme souvent considérée comme intuitive. Et je pense en effet avoir une sensibilité et une capacité d'analyse me permettant de ressentir des vérités.

Dans le cas présent, j'avais depuis toujours le pressentiment, la peur infondée, de découvrir un souci d'infertilité. Je ne pensais pas à un problème de santé en particulier, mais juste à une incapacité à donner la vie. Si cela m'effrayait autant, c'est que je nourrissais un désir d'enfant depuis un âge très avancée. J'ai toujours souhaité être maman, et j'affirmais que ma famille serait celle que je fonderais.

Je me convainquais que cette angoisse irrationnelle était nourrie par ce désir profond. Puisque j'en avais très envie, cela allait m'être pris ! Il faut croire que j'étais pessimiste quand à mes chances de donne la vie.

Toujours est-il que je n'ai jamais souhaité rencontrer un spécialiste en gynécologie avant d'y être contrainte.

Lors de ce rendez-vous, un examen médical et une échographie abdominale ont été pratiqués et l'on m'a appris que mon utérus était rétro versé. En somme, rien de grave.

Cela m'a rassurée mais n'a pas éradiqué l'inquiétude latente que j'éprouvais. Je n'ai pas creusé la question et me suis contentée de ce que je savais désormais.

Une fois encore, j'ai compris bien des années plus tard qu'une banale échographie pelvienne ne mettait que rarement en évidence une endométriose profonde et qu'un examen de ce type devait être pratiqué par des médecins radiologues spécialistes et formés à lire les images montrant cette maladie. Les gynécologues sont malheureusement peu aptes à analyser les photographies prises par les ondes sonores de hautes fréquences dans le cadre de cette pathologie encore mal connue et reconnue.

La vie a donc suivi son cours pendant plusieurs années durant lesquelles je fus en quasi-permanence sous pilule.

IV

Un mal vu mais pas décelé

À l'époque où j'étais étudiante, j'ai consulté une voyante qui m'a largement convaincue de ses compétences dès notre première rencontre.

J'y suis allée par curiosité mais aussi parce que je me posais de nombreuses questions sur mon avenir.

La personnalité qui m'a accueillie avait tout de l'excentricité que l'on peut redouter chez une personne extrasensible. Elle parlait énormément, se perdait dans des détails qui ne me concernaient pas et prenait souvent des chemins détournés avant d'en venir au fait.

Toutefois, au-delà de la barrière physique qui pouvait prêter à rire, j'ai très vite ressenti le poids que pesaient ces capacités sur les épaules d'un être humain. Être loufoque quand on perçoit tant d'images de tant de vies, chaque jour, m'a paru être la normalité.

Je me suis donc montrée patiente avec elle, j'ai ouvert mon esprit et j'ai attendu qu'elle me parle de qui j'étais, et surtout de qui j'allais devenir. Je n'ai d'ailleurs jamais été déçue par ces rendez-vous.

Elle utilisait les cartes du tarot comme support à ses visions mais elle lisait en moi chaque fois qu'elle croisait mon regard.

Très vite, elle a su définir tout ce qui constituait ma vie du moment et a vu ce qui m'avait conduit à elle. J'ai pleuré, la première fois, tant j'ai été impressionnée.

Je ne ferai pas le récit de ce qu'elle m'a appris, mais si j'évoque ce souvenir, c'est parce qu'elle m'a révélé un fait que j'allais malheureusement vérifier nombre d'années plus tard et qui concerne l'endométriose.

Bien que ce ne fût absolument pas mes préoccupations du moment, elle m'a parlé de ma santé. J'avoue que je ne m'y attendais pas !

Elle m'a dit qu'elle me percevait dans des couloirs d'hôpitaux des années durant. Dans ses visions, elle discernait des médecins et des infirmières autour de moi et me voyait suivre des traitements. Elle m'annonça que cela concernerait des problèmes d'ordre gynécologique et m'a d'ores et déjà encouragée à consulter un médecin. Elle n'a pas nommé la maladie, mais son pressentiment était lié à mes organes génitaux et en particulier à mon utérus. Elle suggéra que j'aurais des difficultés à procréer.

Voilà, on y était ! Mon intuition d'enfant me poursuivait ! Ma peur prenait forme : quelqu'un d'autre évoquait ma probable infertilité.

Ce fut la révélation majeure de ces consultations. Ca, et un événement plus doux à entendre, l'annonce d'un mariage d'amour à venir.

Bien d'autres éléments ont été évoqués pendant ces séances, mais ce sont les deux annonces qui marquèrent, et marquent encore, ma vie à ce jour.

J'ai revu ma gynécologue après cela pour un contrôle de routine. Et, lors de l'échographie, elle a suspecté un utérus cloisonné. Cette malformation bénigne peut nécessiter une chirurgie consistant en une résection de la cloison par hystéroscopie afin d'éviter d'éventuels problèmes en cas de grossesse. On ne m'a toutefois rien proposé et, au cours de tous les autres examens les années suivantes, aucun autre gynécologue ne m'a plus jamais reparlé de cette soi-disant malformation.

V

Rencontre

Et puis j'ai croisé la route de mon futur mari.

Si j'évoque cette rencontre, c'est qu'elle est essentielle. Elle précède de peu l'émergence de la maladie et, je ne serais jamais parvenue à traverser ce raz-de-marée si j'avais été seule et sans amour.

Manu est arrivé dans ma vie soudainement, sans que je ne m'y attende, alors que j'étais professeur stagiaire dans le premier établissement scolaire où j'ai enseigné, à Maubeuge.

Autant dire que dans la vie d'une étudiante, cette année, est des plus chargée !

En effet, à peine obtient-on le précieux sésame qu'on nomme CAPES, qu'on se voit propulsé dans des classes qu'il faut apprendre à gérer en même temps que nous apprenons à concevoir nos cours. On partage donc notre temps entre les collégiens qu'on encadre, les cours qu'on suit et le sujet d'étude qu'on rédige pour aboutir à un mémoire professionnel.

Autant dire qu'il s'agit d'une année particulièrement stressante. Il faut gérer son temps, son énergie et surtout ses angoisses. Et elles étaient nombreuses me concernant ! Enseigner n'a rien d'aisé.

En plus de tout cela, il faut se projeter dans le jeu des mutations et choisir, souvent par défaut, l'établissement qui deviendra nôtre à la rentrée suivante, faisant de nous un professeur titulaire. Cela implique très souvent un changement de département et donc un déménagement.

Si j'évoque ces événements, qui peuvent sembler ne pas interagir avec le témoignage de mon endométrioVie, c'est que je suis convaincue que le stress est un facteur important qui influe sur l'évolution de la pathologie pouvant devenir le catalyseur ou déclencheur conduisant à une endométriose sévère. C'est le constat que j'en ai fait plusieurs mois après lorsque ma santé s'est dégradée et que ma vie a pris un nouveau tournant.

Je reste persuadée à ce jour que le facteur stress est non négligeable.

Manu s'est donc introduit doucement dans ma vie, avec sa gentillesse et son sourire ravageur. Il était mon collègue, un surveillant de l'établissement où j'effectuais mon stage, et est devenu mon ami, mon amant, mon amour. Pour la première fois, je vivais une histoire épanouissante qui pouvait dessiner mon avenir et le combler.

Nous sommes très rapidement devenus un couple. On se regardait avec la certitude de se connaître et de vouloir avancer ensemble. Rien ne semblait plus certain que cela. C'était une évidence. Les premiers mois furent faciles et empreints d'un bonheur simple.

La question de ma mutation a été plus délicate mais sa décision de me suivre, bien que difficile, a été vite établie.

L'été se passa sous le soleil du mois de juillet à Wissant et sous la pluie d'août à Boulogne, plages où mon compagnon travaillait à cette époque pendant les vacances scolaires.

C'est au cours de cette période que sont apparus les premiers signes de la maladie, subtilement et de façon croissante, sans que je ne leur accorde une grande importance.

En premier lieu, une gêne urinaire occasionnelle, que j'ai associé à la chaleur et au fait d'être chaque jour sur la plage (le sable peut être parfois irritant), est apparue. J'avais subi une très violente infection urinaire au cours du mois de juin et j'ai également pensé qu'il pouvait s'agir de douleurs résiduelles.

Peu à peu, j'ai parallèlement ressenti des troubles gastriques tels que des spasmes intestinaux et des constipations légères.

Au cours du mois d'août, les cystites ont gagné en intensité et sont devenues plus récurrentes. J'ai fait des analyses d'urine qui ne révélèrent rien et j'ai suivi plusieurs traitements sans que cela ne règle jamais complètement le problème.

Les rapports sexuels devinrent eux aussi plus contrastés. Une gêne physique apparaissait parfois, ce que j'associais aux problèmes urinaires.

L'été s'acheva. Nous trouvâmes un logement dans la ville de St Omer, à près d'une demi-heure de mon établissement de rattachement et l'année scolaire débuta.

Je pris en charge mon poste de professeur d'arts plastiques titulaire et Manu fut engagé en tant que maître d'internat au même endroit. Son contrat ne prenant effet qu'à compter du 1er octobre (il était encore engagé à Maubeuge), je commençais ma vie dans le Pas-de-Calais seule, impatiente qu'il m'y rejoigne.

Tout allait bien malgré le stress lié au changement de vie.

Au cours de ce premier mois, mon corps était toujours très fragile. Les cystites s'étaient un peu calmées mais mon intestin se montrait très souvent capricieux occasionnant des spasmes douloureux. Rien de violent toutefois.

Je mettais mon état sur le compte de mes angoisses et ne consultai pas de médecin.

D'ailleurs, je ne connaissais personne dans cette nouvelle vie et découvrais à peine la ville où nous avions décidé de nous installer. Je pris donc sur moi et attendis que cela passe. Toutefois, je me souviens d'un mal-être physique permanent.

Septembre s'écoula et Manu me rejoignit. Nous allions enfin démarrer une véritable vie de couple dans notre premier « chez nous » ! L'appartement était agréable bien que peu lumineux et notre petite chatte Lola s'y amusait beaucoup. Nous étions le début d'une famille.

Il ne fallut pas attendre longtemps avant que les ennuis ne se déclarent. Manu entamait sa seconde nuit de travail à l'internat du collège, lorsque mon corps se mit à flancher.

Nous étions début octobre et il faisait nuit noire quand la douleur se manifesta de manière évolutive jusqu'à une intensité insoutenable.

D'abord, comme c'était souvent le cas, j'ai relativisé et essayé de comprendre ces maux dans le calme. Tout mon abdomen se tordait et j'ai pensé, une fois encore, qu'une gastro-entérite s'invitait.

Très vite, cependant, j'ai senti que le problème était plus sérieux. Les crises étaient bien trop violentes. Je tremblais, je pleurais, j'avais peur. J'étais dans une ville étrangère sans aucune famille à proximité.

Je ne voulais pas inquiéter mon compagnon puisqu'il travaillait et ne pourrait pas abandonner son poste au beau milieu de la nuit. J'ai donc d'abord appelé ma mère.

Elle a tenté de m'écouter et de comprendre ce qu'il pouvait bien m'arriver, puis céda vite à la panique en entendant à quel point je souffrais. Impuissante, puisqu'à près de 150 km de distance, elle m'a demandé d'appeler le Samu. Ce que je fis.

Au téléphone, il m'a fallu décrire mes symptômes et l'intensité de mes douleurs au régulateur. Puis, j'ai parlé à une autre personne, un médecin, qui a jugé nécessaire que je sois auscultée mais pas indispensable de m'envoyer des secours ! On m'a donc indiqué le nom et l'adresse d'un docteur de garde. Ce dernier serait averti de ma venue et m'attendrait à son cabinet en ville.

J'étais atterrée. Je pensais que le Samu était un service d'urgence et pas le secrétariat du service de garde ! Je prévenais finalement Manu qui ne manqua pas de s'inquiéter. Je lui promis de le rappeler après avoir obtenu un diagnostic.

Il me fallut donc, alors que j'étais pliée en deux par les assauts de la douleur, m'habiller, rassembler mes papiers, descendre trois étages sans ascenseur, trouver ma voiture garée à quelques rues de mon immeuble et la conduire tout en regardant le plan de la ville que je ne connaissais pas encore pour parvenir à m'orienter !

Fort heureusement, je trouvais l'adresse facilement et, à mon arrivée, le médecin était là. Il m'accueillit, m'examina et eut vite fait de poser le diagnostic : l'appendicite.

Je n'en revenais pas. Avoir une appendicite à l'âge adulte me semblait extrêmement rare. Cela m'effrayait et, après ce périple en voiture, je m'effondrais en larmes dans les bras du docteur que je voyais pour la première fois. Il se montra très à l'écoute et devint, à compter de ce jour et jusqu'à notre prochain déménagement, mon praticien officiel.

Malgré sa certitude concernant mon état, il refusa de m'envoyer de suite à l'hôpital. Il me donna quelques anti-douleurs puissants et m'encouragea à retourner chez moi me reposer en attendant le lever du jour. Il me conseilla de me faire conduire par mon ami, au petit matin suivant, à la clinique de St Omer qui offrait vraisemblablement de meilleures prestations. Il tenta de me rassurer, me conseilla de rester à jeun et me convainquit de me rendre à la clinique même si les douleurs avaient disparu à mon réveil. Cela pouvait apparemment arriver.

J'eus tôt fait de le vérifier ! Au matin suivant, en effet, je ne souffrais presque plus ! Il aurait été plausible que je me rende à mon travail si j'avais passé la nuit sans consulter de médecin.

Mon ami rentré, il me conduisit à la clinique où on m'ausculta de nouveau. On confirma la suspicion d'appendicite après avoir palpé mon ventre et ce, malgré une échographie abdominale qui ne révéla absolument rien d'anormal.

La clinique était agréable et rassurante mais l'ambiance « blouse d'hôpital » n'avait rien d'amusant. Je fus rapidement installée dans une chambre afin d'être opérée dans la journée. Il s'agissait d'une première pour moi !

J'ai un très mauvais souvenir de mon arrivée au bloc qui me parut grand et vide et où il faisait extrêmement froid. Je me souviens de l'angoisse que l'on éprouve quand on sent l'anesthésie passer dans les veines via le cathéter : le produit vous brûle, la tête vous tourne soudain et subitement on vous arrache votre conscience pour vous plonger dans un sommeil artificiel.

Les larmes coulèrent sur mes joues comme une enfant apeurée. Je me souviens avoir recherché du réconfort en me plongeant dans le regard de mes soignants. J'essayais de me convaincre que tout irait bien. Il ne s'agissait après tout que d'une opération bénigne et quarante-cinq minutes devaient suffire au chirurgien pour m'ôter ce petit appendice inutile.

Quarante-cinq petites minutes dans toute une vie, ce n'était vraiment pas grand-chose !

VI

RÉVÉLATION

Au réveil – si on peut appeler cela un réveil car j'étais véritablement dans une sorte de semi-coma où ouvrir les yeux me semblait une épreuve –, j'ai d'abord été submergée par la douleur. Mon corps ne semblait plus être le mien. Je me sentais opprimée, incapable de bouger et je découvrais avec angoisse, outre les cathéters de mon bras, une sonde urinaire et un drain important sortant de mon ventre.

Puis, je perçus que ma mère et mon ami étaient à mon chevet. J'ignorais à quoi je pouvais ressembler mais ils paraissaient, au-delà de l'inquiétude, presque effrayés.

Je me rendis compte également que le jour déclinait. J'avais donc été sous anesthésie bien plus que le temps prévu initialement.

Que s'était-il passé durant mon inconscience ? Que voulait dire tout cela ? Était-il prévu que je souffre autant ?

Mes questions ne restèrent pas longtemps en suspens puisqu'à peine revenue dans ma chambre, le chirurgien nous rejoignait pour nous faire part du travail qu'il avait accompli.

J'étais peu apte à converser puisque rester éveillée m'était difficile, mais je n'ai jamais oublié les mots qu'il prononça ce soir-là.

L'exploration cœlioscopique confirma une appendicite aiguë avec un début d'infection locale. Ce départ de péritonite expliquait la présence du drain et la mise en place d'une antibiothérapie. Cela justifiait également la douleur.

Mais, au-delà de ce à quoi nous nous attendions, le médecin nous révéla la découverte, lors de l'exploration, d'une endométriose importante fixant déjà la partie postérieure de l'utérus et des fossettes ovariennes, et d'un petit kyste sur l'ovaire droit.

J'entendais pour la première fois le mot « endométriose ». Je n'avais aucune idée de ce que cela pouvait être ni avais même conscience de la gravité de cette pathologie. D'ailleurs, était-ce une maladie ou un événement unique ? Je ne comprenais pas vraiment et ne compris réellement qu'une fois rentrée chez moi, six jours plus tard.

Le chirurgien expliqua cependant qu'à l'examen il avait immédiatement perçu un liquide marron qui envahissait l'abdomen. Il avait donc procédé à une sorte de « curetage » avant d'ôter l'appendice et le kyste.

Ce liquide est en fait du vieux sang qui stagne dans la cavité péritonéale sans possibilité de s'évacuer. L'endométriose installée sur les organes réagit, comme le fait l'endomètre dans l'utérus, aux hormones du cycle. Pendant la période de règles, elle se détruit donc également mais ce sang n'a pas de porte de sortie et se retrouve piégé, s'accumulant et irritant les parois. C'était d'ailleurs l'endométriose qui était responsable de l'inflammation de l'appendice.

Le praticien manifesta son étonnement face au fait que le diagnostic n'ait pas été posé plus tôt et, presque admiratif, il me dit que j'avais une résistance à la douleur exceptionnelle ! Vu l'état de mon ventre, il sous-entendait que l'endométriose était présente et s'installait depuis de très nombreuses années, voire depuis l'adolescence.

J'en restais bouche bée. D'une part, on me fournissait des explications sur les malaises que je vivais régulièrement depuis mes quatorze ans. D'autre part, je comprenais que d'avoir appris à gérer ma douleur pendant toutes ces années avait eu pour conséquence que je ne m'étais pas inquiétée.

Aurais-je pu réellement envisager que j'avais un problème de santé ? Je ne sais pas. D'autant que cette pathologie est très mal connue : je n'en avais jamais entendu parler, même vaguement. Comment alors suspecter quelque chose dont on ignore jusqu'à l'existence ? Et pourquoi, pendant les rendez-vous gynécologiques, ne pas informer les patientes des risques de cette maladie quand on sait qu'une femme sur dix peut la développer ? Certes, il ne s'agit pas d'une pathologie mortelle, mais elle peut avoir une incidence forte sur le quotidien ! Il existe de très nombreuses brochures sur les maladies sexuellement transmissibles ou sur les cancers de la femme. Pourquoi ne pas en fournir une qui expliquerait l'endométriose ? Ces réflexions me sont venues plus tard car, sur le moment, j'essayais juste d'intégrer les premières explications.

Le médecin termina cette entrevue par des mots lourds qui me marquèrent définitivement. Sans demi-mesure, il nous exposa que si nous avions un désir d'enfant, il fallait essayer de le concevoir dès que je serais sur pied, sinon ce pourrait être compromis. Étant donné l'avancée de la maladie et son agressivité, nous risquions de ne jamais devenir parents.

Cette fois, nous étions abasourdis. Quelle était cette chose qui poussait dans mon ventre et s'attaquait aux organes génitaux au point d'empêcher la procréation ? La nouvelle était inquiétante, mais nous aurions le temps d'y songer plus tard. Mon état physique du moment nous donnait des préoccupations plus immédiates. Il fallait déjà que je me remette de cette lourde intervention. La pompe à morphine, cette fois-là, fut ma meilleure compagne ! Grâce à elle, les premiers jours s'évaporèrent et me laissèrent juste une impression de flottement. Perdue dans les limbes, j'attendais que l'orage passe.

Il finit par s'estomper légèrement, mais quand je pus regagner notre appartement, je marchais difficilement et souffrais encore beaucoup.

Ma convalescence dura plusieurs semaines et, grâce à la magie d'internet, j'occupais une partie de mon temps à étudier cette maladie. Je n'ai toutefois pas réellement pris conscience de l'enjeu. J'ai voulu comprendre ce dont il s'agissait mais je n'ai pas cherché plus loin. Je me suis référée à ce que l'on m'avait dit.

J'ai donc rapidement rencontré la gynécologue vers qui m'envoyait le chirurgien qui m'avait opéré. Celle-ci ne me plut aucunement ! Elle m'expliqua peu de chose, se montra froide et insensible. Elle m'ausculta rapidement et se contenta de me prescrire une injection d'un traitement par analogue de la GnRH, du Décapeptyl 11,25 mg, sans davantage de renseignements. Je repartis donc avec mon ordonnance et la ferme intention de trouver quelqu'un d'autre pour mon suivi gynécologique.

Je découvrais donc pour la première fois ce type de traitement qui contient une hormone de synthèse et agit sur les organes de la reproduction.

À ce dosage, le médicament agit pendant une période de trois mois en bloquant la libération des œstrogènes, hormones sécrétées par l'hypophyse. Comme les cellules d'endométriose sont hormono-dépendantes, l'absence d'œstrogènes est censée permettre la réduction des implants existants. J'ignorais à ce moment-là que ce n'était pas efficace chez toutes les patientes.

J'ai donc pensé que ce traitement allait tout bonnement me guérir ! Après trois mois d'assèchement, tout redeviendrait normal et, puisqu'on nous l'avait conseillé, je ne reprendrais plus de pilule contraceptive afin de tomber enceinte hâtivement. Trois mois à patienter sagement et pour me remettre complètement avant d'entamer une nouvelle étape de notre vie !

C'était sans compter sur les effets secondaires du produit injecté…

Les plus fréquemment rapportés par les femmes qui subissent cette médication sont des bouffées de chaleur, une sécheresse vaginale, une diminution de la libido, une humeur changeante avec des périodes de déprime et une prise de poids avec rétention d'eau associée.

Ces symptômes sont tous liés au blocage hypophyso-ovarien. En d'autres termes, le traitement s'apparente à une ménopause artificielle. C'est véritablement une castration chimique !

Il a donc fallu accepter ma transformation physique (j'étais bouffie), une sexualité contrariée et surtout -le pire- des bouffées de chaleur en quantité, de jour comme de nuit. J'appris toutefois à vivre ces inconvénients avec sérénité et à me projeter dans l'avenir. J'avais confiance et j'étais persuadée que cet épisode de ma vie ne nous empêcherait pas de trouver le bonheur.

J'avais, il faut le dire, la chance d'avoir rencontré un homme qui se souciait de moi et qui n'avait pas fui devant les difficultés. Après tout, nous n'étions pas officiellement engagés et n'étions en couple que depuis six mois ! D'autres m'auraient sans doute abandonné, mais il y avait entre nous un amour tendre. Et, si l'on veut croire au destin, je peux penser qu'il a mis Manu sur ma route sachant que nous veillerions avec sincérité l'un sur l'autre.

J'ai toutefois conscience de la chance que j'ai eue de rencontrer l'amour avant que l'ouragan « endométriose » n'envahisse ma vie. J'ai pu lire, au cours de mes recherches, de très nombreux témoignages d'*endogirls*. Parmi elles, certaines souffrent de solitude, se sentent rejeter du fait de leur maladie, ont de grandes difficultés à rencontrer quelqu'un et, même en couple, vivent au quotidien l'incompréhension du compagnon (car il faut bien l'avouer, ce n'est pas drôle tous les jours pour le partenaire de vie non plus).

Ces mois de traitements se passèrent, tout comme l'hiver.

Quand le printemps revint, il nous apporta son réconfort et nous aida à nous projeter dans l'avenir. Nous avions la conviction qu'un enfant comblerait prochainement nos vies et l'endroit où nous vivions était tout simplement inapproprié. Situé en ville, sans jardin ni aucune vue sur l'extérieur, au troisième étage d'un vieil immeuble dont les normes de sécurité n'étaient pas respectées et surtout, à près de quarante-cinq minutes de route de notre lieu de travail. Nous décidâmes donc de commencer à éplucher les petites annonces courant avril de l'année 2007. Nous rêvions d'un coin de verdure dans un village tranquille.

Et la chance nous sourit ! Une annonce nous sauta aux yeux dès le début de nos recherches. Le rendez-vous fut pris, la visite faite et les papiers fournis aux propriétaires dans les jours qui suivirent. En un rien de temps la petite maison de campagne nous fut réservée. Et, début juin, nous emménagions.

Ce déménagement fut également le moyen pour moi de m'investir dans un projet de vie et d'oublier ainsi, quelque temps du moins, les soucis passés. Petits travaux de peintures, jardinage, décoration…, autant d'activités réjouissantes surtout quand on a tout l'été pour en profiter.

Physiquement, je ne tenais pas une forme olympique mais les douleurs étaient faibles et j'évacuais doucement les produits qu'on m'avait injectés. Nous retrouvions une vie normale.

Et, en attendant qu'un petit habitant se loge dans mon ventre (nous n'avions eu aucun résultat pour le moment), nous adoptâmes notre chienne, un husky de Sibérie de cinq ans.

VII

Deuxième round

L'hiver s'avançait doucement cette même année quand les premiers signes d'une récidive apparurent.

J'avais heureusement établi un nouveau réseau médical pendant l'été, suite à notre changement géographique. Nous avions retrouvé un médecin généraliste de campagne formidable qui reprit mon dossier et se montra à l'écoute. Il connaissait bien ma pathologie et puisqu'il me fallait un suivi gynécologique, il m'orienta vers une clinique où plusieurs praticiens exerçaient.

Rendez-vous fut pris avec une gynécologue fin juillet pour un examen médical avec frottis. À ce moment encore, je me sentais bien.

Cette fois-ci le contact fut meilleur. Elle se montra agréable et m'expliqua qu'une grossesse naturelle demandait du temps pour beaucoup de couples, notamment après une prise de pilule prolongée. Dans ma situation, le délai pouvait être un peu plus long mais je ne devais pas m'inquiéter. Je sortis donc confiante.

L'analyse du prélèvement pratiqué sur l'utérus au cours de cet examen suspectait la présence d'une lésion virale à Papillomavirus. Je fus donc recontactée pour pratiquer une biopsie du col de l'utérus début octobre, examen dont les résultats se voulurent heureusement apaisants. Ce même jour, la gynécologue pratiqua une échographie abdominale qui ne révéla aucune anomalie.

C'est pourtant très peu de temps après qu'une gêne apparut dans la région pelvienne.

Quand cette douleur s'intensifia, je pris contact avec mon médecin qui me reçut rapidement afin de m'ausculter. À la palpation, j'avais une grande sensibilité au niveau du pli de l'aine côté gauche avec irradiation dans la hanche, écartant un problème intestinal. Il s'agissait bien d'une fragilité de l'ovaire.

Le docteur s'en inquiéta et m'obtint de suite un rendez-vous pour subir une IRM (imagerie par résonance magnétique). Grâce à son intervention, je pus passer cet examen dix jours plus tard.

Les résultats ne tardèrent pas. Début novembre, alors que je ne me sentais pas mieux, le compte-rendu établissait qu'une formation nodulaire mesurant 50 mm x 25 mm et de structure hétérogène siégeait sur l'ovaire gauche. Son aspect faisait douter les médecins radiologues quant à sa nature. Ils soulevaient donc l'hypothèse d'un éventuel cystadénome mucineux, autrement dit une tumeur bénigne de l'ovaire.

Fin novembre, les gynécologues de la clinique, après analyse des images, décidèrent de pratiquer une nouvelle cœlioscopie afin d'extraire la formation ovarienne et de la soumettre à analyse. Une épreuve au bleu fut également programmée afin de vérifier la perméabilité tubulaire.

Je fus donc rapidement convoquée.

J'étais très angoissée au cours de cette hospitalisation. Le souvenir de la première me hantait et la surprise d'une récidive possible si prompte me déstabilisait.

L'intervention fut toutefois beaucoup plus rapide et peu handicapante. Le chirurgien gynécologue ne toucha à rien d'autre qu'à l'ovaire gauche.

Je garde peu de trace de cette intervention et n'ai que le souvenir de ce que l'on m'a dit sur ce moment. Ni le compte-rendu opératoire, ni les résultats d'analyse du kyste ne m'ont été transmis. Je sais juste qu'il n'y a eu aucune complication et que la formation nodulaire était finalement bien de type endométriosique. D'autre part, les trompes étaient de perméabilité normale. Rien ne devait donc empêcher une grossesse à venir.

Mon séjour fut bref mais marqué par une anecdote déplaisante : l'abominable présence dans l'aine d'un drain de redon qui, malgré sa vocation unique de drainage des matières organiques liquides autour de la zone opérée, me torturait sadiquement. Cette intense douleur provoqua une crise d'angoisse et ne se calma pas malgré l'injection de morphine dans la cuisse et ma mise sous oxygène. Après moult réclamations et supplications –on ne croyait pas possible que ce redon génère tant de souffrance- j'obtins gain de cause et on m'ôta la chose ! Je le rejetais dans un cri et fus enfin soulagée. Je constatais alors que ce tube de plastique souple mesurait un nombre bien trop élevé de centimètres pour ma cavité pelvienne ! L'infirmière elle-même fut étonnée de sa dimension et avoua que cela devait être désagréable. C'était peu dire !

Je rentrai chez moi rapidement et fus heureuse de retrouver la chaleur de mon foyer. Un bon feu crépitait dans le poêle à charbon et le sapin affichait ses décorations fièrement. Noël approchait.

Ma convalescence se déroula normalement et je fus à nouveau traitée pour l'endométriose à l'aide d'un analogue de la GnRH, de l'Enantone pour une période de six mois.

Subir à nouveau cette thérapeutique fut difficile à accepter surtout pour une si longue durée. J'étais triste de constater qu'avoir une vie normale ne serait pas aussi aisé. J'avais peur d'être encore confrontée à tous les effets secondaires de ce produit et je commençais à douter de son efficacité. Après tout, cela faisait seulement un an que j'avais été opérée et à peine neuf mois que les effets de la première injection avaient cessé.

Je me questionnais sur un grand nombre de détails mais, une fois encore, je positivais et arrivais à me convaincre que tout irait bien. Rien n'indiquait que mon état de santé pouvait se détériorer ni même que je ne tomberais pas enceinte. Et peut-être qu'après une grossesse mes problèmes disparaîtraient.

Cette théorie concernant la maternité m'avait été soufflée par les gynécologues que j'avais pu rencontrer. Il apparaît, vraisemblablement, que certaines patientes ne développent plus d'endométriose une fois qu'elles ont porté un enfant. Durant la période des neuf mois de grossesse, les règles disparaissent et l'action des hormones est différente, permettant d'assécher les implants endométriosiques. Je gardais donc l'espoir que tout ceci ne perdurerait pas et que la chance tournerait en notre faveur.

J'eus l'occasion par la suite, à la lecture de témoignages d'autres femmes, de constater que cette théorie était loin d'être attestée.

Je passais donc le printemps au pays de la ménopause artificielle. Oh ! Joie des joues rosées et des suées !

VIII

Angoisse

On dit souvent que les angoisses sont renforcées quand on est seul et qu'il fait nuit. Dans mon cas, ça s'est vérifié une deuxième fois. À croire que les esprits nocturnes se jouaient de moi !

Une nouvelle année était passée, l'automne 2008 débutait à peine. La saison des feuilles tombantes et des pluies abondantes était, semble-t-il pour moi, une période empreinte de difficultés. Comme de coutume, de singulières mésaventures m'attendaient.

Comme ce fut le cas lors de ma crise d'appendicite deux ans plus tôt, Manu était d'astreinte à l'internat du collège quand des élancements dans l'aine se manifestèrent à nouveau.

Les choses étaient toutefois un peu différentes. D'une part, je localisais très clairement l'origine de ma souffrance : elle provenait du côté gauche de mon abdomen, sans doute de l'ovaire. D'autre part, j'étais terriblement angoissée.

Il ne fait aucun doute que ma première expérience m'avait servi de leçon. J'avais quand même frôlé la péritonite ! J'étais également plus fragile tant physiquement, du fait des opérations et des traitements, que psychologiquement. Si bien que mon inquiétude ne fit que progresser tout au long de la soirée et de la nuit.

Je n'ai pas hésité cette fois à appeler mon ami. Je ne voulais pas vivre ça une nouvelle fois seule !

Il a tenté de me rassurer, m'a demandé de prendre des anti-douleurs (ce que j'avais déjà fait) et de patienter pour voir si ça s'atténuait. Mais au contraire les spasmes s'intensifièrent.

Quand je le rappelais, en larmes, j'étais en pleine crise ! J'étais si anxieuse que mes membres se tétanisaient. J'eus d'ailleurs de la peine à composer le numéro et à tenir le combiné. Il prit alors la décision de se faire remplacer par son supérieur et de rentrer. J'étais soulagée. Peut-être parviendrait-il à me calmer ?

À son arrivée, aux alentours de minuit, mon état ne s'était pas amélioré. J'avais des difficultés à respirer tant j'étais submergée par la douleur et la peur qui en découlait. Je tentais de respirer dans un sac pour pallier à l'hyperventilation mais cela ne suffit pas à m'apaiser. J'étais tout bonnement effrayée !

Face à ma détresse, mon compagnon décida d'appeler le Samu.

Une fois encore, il fut confronté à un mur. Au-delà du temps que prit la transmission de la situation aux différents interlocuteurs, mon état n'était pas, à leurs yeux, suffisamment grave pour faire déplacer l'équipe d'intervention d'urgence. Nous vivions de surcroît bien loin des villes ! On conseilla donc à mon ami de m'emmener lui-même à l'accueil des urgences les plus proches.

Manu eut bien du mal à leur faire comprendre son impossibilité à m'y conduire. En effet, mon corps entier était désormais tétanisé. J'étais dans l'incapacité de me lever et encore moins de descendre les escaliers pour atteindre la voiture. Mes jambes étaient figées. Mes mains, quant à elles, me faisaient terriblement souffrir tant leur position était anormale : repliées vers l'intérieur des poignées, tendues et crispées. Mes doigts, tout aussi figés, auraient été incapables de saisir un objet.

Une heure passa et j'allais de mal en pis. J'étais en train de vivre la nuit la plus terrifiante de toute ma vie. Honnêtement, j'avais l'impression que j'allais mourir.

Manu ne paniqua pas, son expérience dans le domaine du secourisme lui avait appris à gérer les situations de crise, mais il était désemparé face à l'inaction du Samu. Il les rappela donc et se montra plus insistant. Les menaçant presque, il leur rappela que toutes les conversations d'urgence étaient enregistrées et qu'il n'hésiterait pas à porter plainte pour non-assistance à personne en danger ! Ses avertissements portèrent finalement leurs fruits et on accepta de faire déplacer une équipe d'ambulanciers locaux de garde cette nuit-là.

Pourquoi avait-il fallu tant batailler alors qu'à dix minutes de chez nous, une maison d'ambulance était de garde ? Nous étions scandalisés !

Le soulagement pris alors l'avantage et nous étions impatients de voir nos sauveurs arrivés. Cela ne tarda pas.

Quand ils entrèrent dans ma chambre, j'étais au plus mal. Blanche comme une morte, torturée par des spasmes abdominaux et tétanisée. Mon angoisse était si forte que lorsqu'ils me relevèrent pour me porter, je vomis de la bile.

Ils durent me descendre sur une chaise et me portèrent jusqu'à la civière de l'ambulance. L'un d'entre eux resta à mes côtés à l'arrière du véhicule et se montra gentil et à l'écoute. Il tenta de me distraire et de me rassurer tout au long de la route sans s'outrager de mes vomissements occasionnels. Je leur demandais de m'emmener aux urgences de la clinique où j'étais suivie en gynécologie, mais c'était sans compter sur le mauvais accueil qui allait m'être réservé.

En effet, alors que je pensais que cette nuit d'horreur allait bientôt prendre fin - il était presque trois heures du matin -, il n'en fut rien.

Non seulement on ne me soulagea pas physiquement mais on me traita comme si j'étais folle.

D'abord, on me sépara de mon ami (qui avait suivi l'ambulance en voiture), me plaçant seule dans une pièce vide sur un brancard.

Ensuite, on me fit patienter, sans venir me voir, pendant presque une heure, temps qu'il fallut pour qu'un médecin daigne se déplacer.

Quand il arriva enfin, il me regarda à peine et me dit -ce n'était pas la première fois- que ce n'était qu'une petite crise de spasmophilie et qu'il fallait que j'arrête de me mettre dans un tel état ! Il ne me donna aucune médication et déclara qu'il reviendrait quand je serai calmée.

Son intervention ne fit que déclencher davantage de pleurs.

Finalement on accepta de laisser Manu revenir près de moi. J'étais désarçonnée et ne comprenais pas pourquoi on s'acharnait sur moi en me laissant dans cette situation sans m'aider.

On me plaça finalement dans une chambre vers cinq heures du matin et on me donna enfin, puisque ma « petite crise » ne passait pas, des anti-douleurs et un décontractant musculaire.

Épuisée et sous l'effet des médicaments, je parvins à m'endormir.

Lorsqu'on me réveilla vers huit heures, mes mains avaient retrouvé leur position naturelle mais mes poignets étaient enflammés. J'avais, il faut le dire, été tétanisée pendant plus de cinq heures ! Les douleurs abdominales s'étaient estompées. La crise était passée.

On m'emmena alors en fauteuil roulant pour passer une échographie et rencontrer un gynécologue qui, comme c'était le cas fréquemment, ne vit pas grand-chose sur les images. Il suspectait malgré tout qu'un kyste se soit rompu.

J'avais donc une explication à ces violentes douleurs mais peu d'empathie ou de conseils de la part de ce spécialiste.

Je quittais donc la clinique dans l'heure qui suivit avec dans les mains un rapport du médecin de garde disant que j'avais besoin d'un suivi psychologique ! Il stipulait clairement que j'avais exagéré la situation et avais moi-même provoqué la crise de spasmophilie. Et, alors même qu'il n'avait pratiqué aucun examen, il affirmait que je n'avais aucun problème de santé.

En bref, on me renvoyait chez moi avec comme seul document un rapport me faisant passer pour folle.

Malheureusement, je pense ne pas être la seule femme qu'on ait tournée en dérision ; la seule dont on mit en doute l'état psychologique ; la seule dont on a pensé qu'elle était un peu trop douillette ; la seule à qui on a dit qu'il était normal de souffrir quand on est femme. J'ai lu de nombreux témoignages de malades qui, au-delà de la souffrance physique, subissaient le manque de considération de leurs soignants. Combien ont attendu d'avoir des réponses à leurs douleurs quotidiennes pendant parfois plus de dix ans parce qu'on ne prenait pas au sérieux leurs maux ? Combien, après que leur maladie ait enfin été décelée, ne supportent plus qu'on leur dise qu'il est normal de souffrir quand on a de l'endométriose ? En quoi la douleur est-elle une norme ?

J'étais épuisée, écœurée et triste.

Je me rendais immédiatement chez mon médecin généraliste tant pour qu'il me prescrive de quoi me soulager que pour lui parler de la nuit que nous venions de passer. Son premier geste, à la lecture du rapport, fut de le chiffonner et de le jeter à la poubelle. Il était révolté qu'on ait pu me traiter ainsi et me laisser entendre que j'étais dérangée. Il me regarda dans les yeux et me dit distinctement que je devais oublier ces incompétents et que j'étais quelqu'un de parfaitement lucide et capable de juger d'une situation. Il me rappela que ma maladie était réelle et que je n'inventais pas mes douleurs.

Je me sentis soulagée d'entendre son opinion et j'acceptais l'arrêt de travail de quelques jours qu'il me proposa afin de me reposer.

Je mis plusieurs mois à évacuer la pression et l'horreur de cette nuit-là. J'ai même eu recours plusieurs fois à une spécialiste du reïki. Cette méthode d'origine japonaise basée sur des soins énergétiques par l'imposition des mains m'a fait énormément de bien dans cette période de ma vie. Dès la première séance, je me suis sentie soulagée d'un poids.

Ce que j'ai apprécié, c'est que chaque rencontre débutait par un entretien complet, une discussion ouverte sans jugement aucun. Cette écoute m'a grandement aidée. C'est aussi à travers ces entretiens que j'ai admis que j'étais malade et compris que je n'acceptais pas que cette chose envahisse mon corps.

La première expérience fut particulièrement marquante. J'entrais dans son cabinet épuisée, souffrante et écrasée par le poids de l'angoisse. Je ressortais deux heures après légère et apaisée. Cette fois-là, je dormis sereinement pour la première fois depuis la fameuse crise nocturne. Elle m'avait rendu l'espoir de jours meilleurs et ôté d'un fardeau qui devenait trop lourd à porter : celui de la peur.

Je me souviens que la praticienne m'a un jour demandé de représenter par le dessin ma manière de percevoir ma maladie. Je n'avais jamais songé auparavant à lui donner une forme. J'avais alors dessiné un cercle rose que je remplis de cellules rouge vif, envahissantes et agressives. De la visualiser concrètement la rendait moins abstraite, moins effrayante.

Elle me demanda ensuite d'imaginer mon corps débarrassé de cet envahisseur et je traçais un cercle vide. Elle m'encouragea à garder cette image durant la séance de reïki qui suivit et étrangement, cela me fit du bien.

Pendant cette période hivernale, je renouais aussi avec le dessin et la lecture. J'aime les récits fantastiques et, telle une adolescente, je lus toute la série des Harry Potter au cours du mois de décembre !

Au printemps je me lançais dans une nouvelle activité dont j'avais toujours rêvé sans m'en sentir capable : l'écriture.

Depuis ce début d'année 2009, je n'ai plus cessé de remplir mes carnets d'auteur, boulimique parfois, de façon épisodique à d'autres moments.

Cette activité fut salvatrice dans mon acceptation de la maladie mais aussi un moyen très efficace pour m'échapper du quotidien devenu trop souvent douloureux. L'excitation que me procuraient mes échappées littéraires était génératrice de bonheur et d'espoir.

IX

La machine à bébés

À partir de l'année 2009, les choses s'accélèrent et se précisèrent.

Fin avril, je revoyais ma gynécologue pour un contrôle. J'étais, même si j'avais eu du mal à intégrer l'idée de la maladie, très sérieuse dans mes suivis. J'avais d'ailleurs des douleurs pelviennes persistantes depuis la crise automnale qui m'avait conduit aux urgences. De plus, le temps avait passé et nous n'avions eu aucun résultat concernant notre désir d'enfant. Que fallait-il faire ? Des examens complémentaires ou une aide médicale seraient-ils nécessaires ?

Au cours de l'entretien, la praticienne réalisa une échographie en insistant sur les zones sensibles et découvrit un nouveau kyste d'endométriose de près de 50 mm. Une récidive était clairement annoncée.

J'accusais le coup même si cette déclaration fut sans surprise. L'expérience m'avait appris à reconnaître les signes de problèmes à venir. Et mon ressenti de ces derniers mois m'avait laissé peu d'espoir d'être guérie. D'ailleurs, peut-on véritablement guérir de cette maladie ? Après tout il n'existe aucun traitement soignant autre chose que les symptômes.

Concernant la grossesse, elle nous donna comme seul conseil d'avoir des relations sexuelles de manière fréquentes et ce jusqu'au prochain rendez-vous qu'elle établit dans un peu plus d'un mois. Pendant ce laps de temps, elle voulait étudier les possibilités qui s'offraient à nous afin de nous orienter le mieux possible.

Lors de l'entretien suivant, la nouvelle échographie confirma le kyste et la gynécologue commença à nous parler de la procréation médicalement assistée (PMA).

Au vu de mes antécédents médicaux et du fait qu'aucune grossesse n'avait débuté naturellement depuis 2006, elle était convaincue que la seule manière pour nous de devenir parents serait d'en passer par la fécondation in vitro. Elle avait déjà contacté une consœur du service de PMA de Lens et nous encouragea à prendre rendez-vous le plus rapidement possible. Elle estimait qu'il fallait intervenir avant que l'endométriose ne soit trop envahissante.

Nous entrions donc dans les rouages de la machine à bébés.

C'est à la fin des vacances d'été que nous avons rencontré le docteur spécialiste de la fécondité.

Elle était d'une extrême douceur et nous plut tout de suite. Elle nous expliqua avec beaucoup de patience en quoi consistait l'aide à la procréation. Et, bien que nous ayons déjà de bonnes connaissances, c'était agréable de se sentir entre de bonnes mains.

Nous embarquions sur un navire voguant sur une mer agitée. Avant d'entrevoir le début d'une grossesse, nous allions devoir passer par de nombreuses étapes.

Tout allait commencer par une série d'examens et d'analyses tant pour moi que pour Manu. Il fallait vérifier que nous étions en bonne santé et sains (recherche sérologique dans le sang notamment) et Manu allait devoir réaliser un spermogramme pour attester de sa fécondité. C'était la partie facile !

Il fallait, en parallèle, faire la demande administrative d'une prise en charge à 100 % pour le suivi en AMP auprès de l'Assurance maladie.

Nous dûmes également participer à une réunion d'information commune à tous les couples entamant le même parcours. C'est à cette occasion que nous nous sommes rendus compte que l'infertilité touchait de nombreuses familles et pour des raisons variables.

Une fois la paperasserie réglée - tout était convenable les choses sérieuses commencèrent.

On suivit donc l'un de mes cycles et le protocole débuta au suivant, fin octobre, début novembre.

La Fécondation In Vitro (FIV) consiste à reproduire en laboratoire ce qui se passe naturellement dans les trompes : la fécondation et les premières étapes du développement embryonnaire.

C'est grâce à la stimulation des ovaires, la première étape, qu'on permet l'évolution de plusieurs follicules. En effet, alors que dans un cycle normal, sous l'influence des hormones hypophysaires, un seul follicule contenu dans l'ovaire entame sa croissance, dans le cadre du traitement, la femme subit des injections permettant le développement de plusieurs. On peut donc obtenir des dizaines de follicules quand la patiente répond de manière satisfaisante au traitement.

Concrètement, cette phase, qui débute au premier jour des règles, comprend des injections de deux substances sur une période d'environ trois semaines.

La phase de blocage (première substance) a pour but de stopper les sécrétions hormonales qui pourraient interférer avec le traitement de la phase de stimulation. On utilise un analogue de la GnRH, le Décapeptyl 0,1 mg, en injection quotidienne pendant quatorze jours. Ce produit agit afin d'éviter toute ovulation intempestive non contrôlée.

Intervient ensuite, en parallèle, l'injection du stimulant ovarien. Pour ma part, on utilisa une dose classique de Purégon. Cette étape a pour but d'obtenir la croissance de plusieurs follicules et, au final, de permettre le recueil d'un nombre suffisant d'ovocytes. Ainsi, les chances d'aboutir à une grossesse sont augmentées.

Toute cette étape est primordiale et soumise à un suivi rigoureux : prise de sang et échographie tous les cinq jours pendant les deux premières semaines, puis tous les trois jours en moyenne. Ces contrôles permettent dans un premier temps de vérifier que le blocage est efficace, dans un second temps que la stimulation agit et, dans un dernier temps, permettent de déterminer le bon moment pour déclencher l'ovulation.

Cette dernière phase, qui a lieu une fois que la maturation des follicules est suffisante, conjugue l'arrêt des deux autres traitements et l'injection d'une dernière substance : l'Ovitrelle.

L'étape la plus délicate, celle de la ponction folliculaire, a lieu trente-six heures plus tard. Elle est réalisée sous contrôle échographique à l'aide d'une aiguille qui va permettre de ponctionner les follicules à travers la paroi du vagin et de recueillir les ovocytes par aspiration du liquide folliculaire. Cette petite intervention nécessite une hospitalisation de jour. Elle se déroule sous anesthésie générale ou locale. La présence du conjoint est indispensable puisque, pendant le temps de la ponction, il réalise un recueil de sperme.

Une fois les prélèvements recueillis, ils sont soumis à analyse et, en fonction de leur qualité, une fécondation peut être pratiquée. On obtient donc des embryons que l'on réimplante cinq jours plus tard dans l'utérus de la femme.

En théorie, donc, il faut compter un mois pour réussir à tomber enceinte. En théorie…

X

L'EXCITATION QUI PIQUE

Ce soir-là, j'allais recevoir ma première injection.

Après plusieurs années d'attente et d'espoirs déçus, enfin, on lançait le protocole FIV.

Le miracle de la vie se ferait, certes, dans un tube à essai entre les murs d'un laboratoire mais, à cet instant, c'était bien dans mon corps que tout allait se jouer. J'étais littéralement surexcitée ! Je n'avais jamais autant aimé l'idée de me faire piquer !

Je vécus pratiquement cette étape comme le début d'une grossesse. J'adorais le fait que chaque jour le rituel de la piqûre se répétait. Cela me procurait le sentiment d'avoir le contrôle de la situation, ce qui était inhabituel dans ce domaine.

Ce n'était que le tout début de cette aventure mais ma motivation était impressionnante. J'étais d'un optimisme outrageant !

Mon compagnon était lui aussi très enthousiaste. Nous étions de surcroît en plein préparatif de notre mariage qui aurait lieu le 2 janvier 2010. Nous voulions provoquer notre chance et faire tourner la roue !

Je sympathisais avec mes infirmières qui, à cette époque, venaient chaque jour pour réaliser les injections et j'allais régulièrement à l'hôpital de Lens pour faire les contrôles. Nous avions plus de quarante-cinq minutes de route pour nous y rendre et il fallait être organisé afin d'assumer le travail et les tâches quotidiennes en parallèle.

Au début, tout semblait normal : les images récoltées par la praticienne au cours de la première phase ne montraient rien de particulier.

Lorsque la stimulation débuta, les choses ne se déroulèrent toutefois pas comme nous l'avions espéré. Mes ovaires ne semblaient pas réagir suffisamment au traitement et, bien que je le poursuive jusqu'au bout, les résultats peu concluants nous poussèrent à abandonner cet essai et aucune ponction ne fut programmée. En effet, seuls trois follicules de très petite taille s'étaient développés et leur manque de maturation ne donnait aucun espoir d'y trouver des ovocytes.

Cette première tentative avorta donc avant même d'avoir commencé. Notre surmotivation retomba comme un soufflet.

Ce fut un choc. Nous savions que la technique ne fonctionnait pas à tous les coups, mais nous avions une telle confiance en la médecine qu'il nous avait paru peu vraisemblable qu'un tel échec se produise.

J'avais l'impression d'être tombée d'un immeuble. Je me sentais démunie. Cela me paraissait tellement dur de ne pas réussir à produire un ovocyte ! Nous n'avions même pas pu vivre l'expérience jusqu'au bout. Un sentiment d'injustice s'ancrait profondément en moi.

Nous n'envisagions pas d'abandonner. Cependant, les doses massives d'hormones ayant un impact assez violent sur le corps, il fallait d'abord que je me remette de ces dérèglements hormonaux. Au terme de cet essai, je ne me sentais bien ni physiquement ni moralement.

Fort heureusement, nous avions de l'occupation. Nous mettions en place les derniers préparatifs de notre mariage et, comme nous gérions tout de a à z, il y avait du travail.

Certains penseront que nous avions lancé des événements bien trop importants pour parvenir à tout administrer. Pour ma part, je pense que ce mariage était une aventure merveilleuse que nous n'aurions pas pu vivre avec autant de joie et de gratitude à une autre date. Cela nous a ressourcé. De s'engager l'un envers l'autre dans un tel moment d'incertitude nous a conforté dans notre choix. C'était un mariage d'amour ! Et ce fut une magnifique journée !

Mi-janvier – on ne perdit pas de temps – on retentait l'expérience de la FIV.

J'avais retrouvé ma motivation et le médecin qui nous accompagnait dans cette aventure nous proposa de tester un autre stimulant à très haute dose.

Il faut savoir en effet que les femmes sont différentes et qu'une substance ne convient pas forcément à toutes.

Le Ménopur remplaça donc le Purégon. Ce produit se présentait dans une boîte de cinq ampoules de poudre et cinq flacons de solvant de 1 ml. Le mélange se faisait avant l'injection.

Selon les situations, le nombre d'ampoules utilisé n'est pas le même. Dans la mienne, on utilisa les cinq flacons chaque jour. C'était le dosage hormonal maximal que l'on puisse injecter.

Je vécus beaucoup plus mal ce second traitement. J'avais des douleurs abdominales et des nausées sans vomissement. Pour autant, je ne présentais aucun signe de surovulation, bien au contraire.

En cours de traitement, les examens n'étaient toujours pas encourageants. On ne perdait pas espoir d'arriver jusqu'à la ponction, mais il n'était déjà plus questions d'obtenir un grand nombre de follicules et donc d'ovocytes.

Lorsqu'on comprit, une fois encore, que l'essai pouvait être compromis, nous commençâmes à chercher une aide extérieure non médicale.

C'est ainsi que je rencontrais un guérisseur qui utilisait ses mains par imposition sur le corps. Il s'agissait d'un vieil homme connu dans notre secteur, notamment dans les guérisons miraculeuses des affections de la peau ou des articulations.

Je subis son rituel un peu étrange et exécutai ce qu'il me demanda les jours qui suivirent, à savoir boire l'eau qu'il me remit, sans me poser trop de questions. Je voulais tout simplement un coup de pouce pour aller au bout de cet essai. Après tout, pourquoi ne pas imaginer qu'un déplacement d'énergie pouvait aider l'ovulation ?

J'ignore si cela eut un véritable impact mais, lors de la visite suivante chez la spécialiste de la FIV, alors qu'elle devait déterminer la poursuite ou l'interruption du traitement, elle perçut enfin quelques follicules sur l'échographie qu'elle pratiqua. Rien n'était gagné, mais je remportais le droit de mener à bien le protocole !

Nous reprîmes confiance.

Quand arriva le jour de la dernière piqûre, celle d'Ovitrelle, qui allait enclencher la maturation des follicules, notre espoir était devenu immense.

Les ultimes jours furent pourtant difficiles. Je pressentais très clairement que le dosage hormonal avait été intense. Et, la nuit où on m'injecta cette dernière substance (cela se déroula vers vingt-deux heures), je me sentais vraiment mal… J'avais hâte d'en finir.

Le surlendemain, le 5 février 2010, à 7 h 15 du matin, nous étions à l'hôpital de Lens. J'étais l'une des premières patientes à être opérée. On nous installa dans une chambre double.

Cette ponction ovarienne allait se dérouler sous anesthésie générale. On me prépara donc en me posant un cathéter et en me demandant d'enfiler la blouse blanche traditionnelle.

J'avais peur. Je connaissais le monde hospitalier mais cette fois-ci l'enjeu était différent. De plus, l'influence des hormones me rendait davantage nerveuse.

Un autre couple arriva dans notre chambre peu de temps avant que l'on ne m'emmène. Cela me perturba. Je n'avais pas envie de partager ce moment si particulier avec des étrangers.

On ne tarda pas à venir chercher Manu et je me retrouvais seule quelques instants. Quand mon tour fut venu, on me promena sur le lit jusqu'au sous-sol. L'endroit était glauque.

En arrivant, on me « gara » dans une espèce de petit hall de transit où une jeune fille attendait, non pour être ponctionnée, mais pour avorter… Cela me mit très mal à l'aise.

Enfin ce fut mon tour.

Je garde peu de souvenir de mon endormissement et, en un rien de temps, j'étais de retour dans ma chambre, où Manu patientait.

J'allais plutôt bien mais, comme souvent j'avais des difficultés à me réveiller. Je ressentais également des douleurs abdominales.

Commença alors une longue attente pour obtenir les résultats.

Nous étions ravis d'avoir réussi à aller jusqu'au bout du protocole et étions désormais impatients de savoir combien d'ovocytes avaient été récupérés.

Le deuxième couple revint à son tour dans la chambre. La jeune femme, qui n'avait pas de problème de santé mais dont le mari avait quelques soucis de fertilité, était en forme et très confiante. À nouveau, je fus perturbée par leur présence.

C'est finalement en même temps que les nouvelles nous sont parvenues. Deux infirmières ont en effet investi notre chambre et chacune allait s'adresser à un couple. La situation était assez étrange et nous pouvions déjà lire sur leurs visages que les informations ne seraient pas similaires.

Celle qui se dirigea vers nous me déplut instantanément. Son expression n'annonçait rien de réjouissant.

Malheureusement pour nous, mon instinct avait vu juste. Alors qu'à moins d'un mètre un couple se réjouissait d'apprendre que plus de vingt ovocytes avaient été ponctionnés, on nous annonçait que mes follicules ne contenaient rien d'autres que du liquide marron, du sang d'endométriose. Mon corps n'avait produit aucun ovocyte.

Je m'effondrais en larmes.

L'infirmière, bien que désolée, fit preuve de peu de délicatesse et ne manqua pas de partager avec nous son ressenti. Elle nous annonça sans préambule que nous n'aurions jamais d'enfant naturel vu l'ampleur de l'endométriose dans ma cavité pelvienne et qu'il fallait envisager l'adoption. Elle n'aurait pu choisir pire moment.

Nous vivions donc une double peine. Non seulement l'aventure FIV s'arrêtait là, mais en plus la maladie gagnait du terrain.

Qu'allait-on nous proposer désormais ? Restait-il un espoir ? Rien n'était moins sûr.

On nous attribua d'ores et déjà un rendez-vous, quelques semaines plus tard, avec notre médecin de la reproduction pour qu'elle nous explique la situation.

Ce jour-là, nous avons fui l'hôpital bien avant d'y être autorisés. Il nous était insupportable de partager la joie de nos bienheureux voisins de chambre.

XI

La roue ne tourne pas

L'année 2010 s'annonçait vraiment difficile, tant physiquement que psychologiquement.

Je prenais conscience que même la médecine ne pouvait pas faire de miracle et me permettre de donner la vie. Il fallait entamer le deuil de l'enfant biologique.

Je pleurais beaucoup à cette époque.

Lors du rendez-vous, qui allait être le dernier, avec le médecin de la reproduction à Lens, elle nous fit le même bilan que l'infirmière de l'hôpital quelques semaines plus tôt. L'endométriose était bien installée. Elle fixait essentiellement les organes reproducteurs, s'attaquant en particulier aux ovaires qui ne pouvaient pas fonctionner correctement.

Elle refusait de continuer dans ces conditions. J'avais déjà subi un traitement à haute dose et elle ne pouvait rien faire de plus sans risquer d'accentuer la maladie. Les hormones injectées avaient certes tenté de rendre les ovaires plus productifs mais, c'était au final l'endométriose qui s'était décuplée.

Elle se montra fort désolée de ne pas avoir su nous aider et m'encouragea à prendre rendez-vous, si je souhaitais continuer malgré tout, au centre de PMA de Lille auprès d'un docteur réputé.

C'est donc ce que nous fîmes. Un second avis ne nous coûterait qu'un déplacement supplémentaire ! (Nous étions à une heure dix de route de Lille). Et l'enjeu était trop important pour déjà jeter l'éponge. L'entrevue fut établie pour la mi-avril.

En attendant cette date, je passais une échographie vaginale et une IRM au centre hospitalier. Il était impératif de connaître l'ampleur des dégâts que causait l'endométriose.

À partir de ce jour, je ne me fis plus suivre qu'au CHRU de Lille. Il m'apparut enfin évident que ce centre universitaire réunissait les meilleurs médecins radiologues, gynécologues et chirurgicaux de la région. J'avais déjà trop éparpillé mon dossier médical entre St-Omer, Divion et Lens. Il était grand temps de tout rassembler et d'être prise en main avec plus de sérieux. Non pas que tous les médecins qui m'avaient suivie jusqu'alors étaient incompétents, je ne veux pas faire de généralité, mais il fallait rassembler les informations et les traiter dans un même lieu pour espérer une meilleure efficacité.

Lors de mes examens, je ne regrettai pas mon choix. La capacité de ces médecins à lire les imageries était impressionnante ! On me dit plus de choses lors de cette première échographie qu'on m'en annonça au cours de toutes celles passées ces dernières années. J'établis, une fois encore, le constat que la gynécologie générale manquait de formation pour cette pathologie.

Les bilans furent assez catastrophiques. J'avais désormais des lésions d'endométriose pelvienne profondes, centrée sur l'arrière de l'utérus (torus utérinum et région rétro-corporéale) entraînant une médialisation de l'ovaire droit dont la surface présentait des implants hémorragiques, une atteinte du ligament utéro-sacré, ainsi qu'une lésion kystique hémorragique en arrière du cul-de-sac vaginal. L'ovaire gauche était quant à lui fortement atteint : très hémorragique aussi, il présentait des kystes dont le plus important atteignait presque les six centimètres. Enfin, la trompe de Fallope gauche était dilatée et remplie de sang.

J'avais du mal à visualiser à quel point mes organes étaient affectés et déformés. Je fis des recherches plus poussées sur l'anatomie de la femme et je réalisais moi-même des schémas au dessin afin de mieux comprendre. Ce n'était pas beau à voir.

On rencontra finalement ce spécialiste de la fécondité un 17 avril. Elle était d'une personnalité différente de la première, plus sûre d'elle et directe, mais cela me plut également. Nous étions venus chercher des réponses claires et elle nous sembla parfaite pour assumer ce rôle.

Elle n'essaya pas de nous donner un espoir vain et nous convainquit, étant donné mon état de santé, de rencontrer un chirurgien spécialiste en cancérologie de la femme et en endométriose afin qu'il détermine le mieux à faire. Elle pensait qu'une intervention chirurgicale allait être obligatoire et que peut-être après cela, il serait envisageable de tenter autre chose en médecine de la procréation.

Elle nous encouragea toutefois à entrevoir d'autres moyens pour devenir parents : l'adoption ou le don d'ovocyte. Nous ressortîmes donc de l'hôpital avec deux nouveaux rendez-vous : l'un avec le professeur chirurgien, l'autre avec une praticienne gérant le don d'ovocyte.

Ma forme physique à cette époque était assez déplorable mais ma persévérance habituelle me forçait à avancer, encore et toujours. Pourtant, je vécus une année particulièrement pénible notamment dans mon travail. Mon manque d'énergie et les douleurs permanentes ne rendaient pas facile ma tâche d'enseignante. Les adolescents peuvent se montrer insupportables et dans la situation où je me trouvais, il m'était parfois impossible de tout maîtriser.

J'entamais alors, en parallèle de mes soins médicaux, deux autres démarches. D'abord je rencontrais un médecin du rectorat pour lui faire part de mon état de santé et de ma faiblesse morale. J'obtins alors un allégement de mon temps de service d'un tiers pour la rentrée suivante. Ce fut un véritable soulagement.

Puis j'entrepris les démarches pour l'obtention d'un agrément en vue d'une adoption. Manu et moi avons ensemble rédigé la lettre de demande auprès de la région et nous rapidement participé à une réunion d'information.

Cela peut paraître, une fois encore, excessif d'avoir voulu mener de front toutes les démarches administratives et médicales, mais je refusais de subir la situation sans riposter. J'avais un grand besoin d'action et ce, malgré la fatigue et les douleurs omniprésentes.

Les périodes d'attente étaient les plus difficiles à gérer pour moi. Attendre de voir le chirurgien, attendre que l'assistante sociale du secteur nous convoque pour entamer les enquêtes sociales et psychologiques dans le cadre des démarches d'adoption, attendre l'entretien avec le praticien qui nous proposerait d'ajouter nos noms à la liste pour le don d'ovocyte… Attendre toujours et encore que la roue tourne pour qu'enfin on puisse devenir parents !

Finalement, l'attente la plus longue allait devenir celle jusqu'à ma prochaine intervention chirurgicale qui fut décidée en juillet lors de ma rencontre avec le professeur spécialiste de l'endométriose.

Manu et moi avions beaucoup d'appréhension quant à cette entrevue. On se demandait quelle tournure allaient prendre les choses et, en même temps, je me sentais tellement mal à cette époque que nous attendions qu'une décision radicale soit prise.

Le professeur était un homme charmant et très prévenant. Son assurance et son expérience eurent tôt fait de nous convaincre de son efficacité.

Il nous fit part très rapidement de ce qui allait être réalisé pendant l'intervention. Outre une exploration de la cavité, un examen de l'utérus (hystéroscopie) et des trompes (épreuve de perméabilité) serait pratiqué. Puis il faudrait traiter les lésions ovariennes et les lésions profondes par exérèse.

Il exigea, malgré ma réticence, que je sois à nouveau placée sous Décapeptyl dans l'attente de l'intervention prévue le 13 septembre prochain. Il souhaita également que soit effectuée une échographie endorectale afin d'éliminer le risque d'une atteinte digestive, ainsi qu'une échographie vaginale de contrôle avant la fin de l'été.

Enfin une préparation digestive de dix jours était préférable avant l'opération. Il me faudrait suivre un régime sans résidus. La veille, un lavement de l'intestin par médicament me serait également imposé.

J'avais, grâce à mes croquis, bien compris où se situaient les lésions. De ce fait, je pris vite conscience que l'opération n'était pas évidente puisqu'elle devait soigner les organes tout en les préservant, étant donné notre désir de grossesse. Il ne fit pas de promesse mais nous laissa envisager qu'une fois mes ovaires nettoyés, ils seraient sans doute aptes à la procréation assistée.

L'été se déroula sans joie. Nous étions en bordure de mer, Manu y travaillait, mais les réjouissances à venir et mes souffrances quotidiennes ne nous permirent pas d'en profiter.

J'occupais l'essentiel de mon temps à dessiner et je ressortis le manuscrit que j'avais écrit l'année précédente afin de le fignoler. C'est ainsi que je mis en forme mon premier roman. L'écriture, sans que j'y prenne garde, avait pris une place essentielle dans ma vie et était devenue le moyen d'expression qui m'assurait une échappatoire à la réalité.

XII

LE DON D'OVOCYTE

Fin juillet, nous rencontrâmes le médecin de l'aide à la procréation qui gérait en partie le don d'ovocyte.

Elle nous présenta en quoi consistait cette démarche et nous établîmes le dossier ensemble.

En France, le don est un acte non rémunéré et complètement anonyme.

Les femmes qui souhaitent faire un don d'ovocytes entament un parcours en plusieurs étapes. Elles doivent tout d'abord signer (ainsi que leurs partenaires si elles vivent en couple) un formulaire de consentement. Ensuite, une étude des antécédents familiaux et une série d'examens médicaux et biologiques sont pratiquées. Les donneuses rencontrent également un psychologue pour parler librement de leur choix d'entamer cette procédure.

La seconde étape du don est consacrée à la stimulation. De la même manière que lors d'un parcours en FIV, une stimulation ovarienne d'environ dix jours permet d'aboutir à la maturation de plusieurs ovocytes. Cela suppose les mêmes contraintes : injections sous-cutanées quotidiennes, prises de sang tous les trois jours et contrôles échographiques réguliers.

Le prélèvement est la dernière étape. Il a lieu au cours d'une hospitalisation de jour, trente-six heures après la dernière injection.

Les ovocytes récupérés sont alors placés en laboratoire et conservés à très basse température en vue d'une future fécondation. Ils seront attribués à des couples préalablement choisis.

De notre côté (celui des receveurs) et après les explications qu'on nous donna, nous dûmes également signer un consentement et répondre à une série de questions médicales nous concernant nous et nos familles.

Nous avions fourni une photographie et il fut noté dans notre dossier quelques-unes de mes caractéristiques physiques : couleurs des yeux et des cheveux, taille, etc.

Le but de l'entretien était de nous faire réfléchir à la signification de cette démarche et également d'enregistrer suffisamment d'informations pour leur permettre de trouver l'ovocyte qui nous correspondait.

Il faut savoir qu'une liste d'attente est établie dans chaque département. Ainsi le don qui vous est fait provient forcément de votre région. Le temps moyen d'attente est d'environ deux ans. Ce délai peut être raccourci si dans votre entourage une femme se propose de faire elle-même un don. En fournissant des ovocytes, votre amie, sœur ou cousine, vous permet de raccourcir cette attente de près d'une année.

Les conditions du recueil sont évidemment très difficiles. Pour être passée par la case FIV, je sais que c'est un parcours qu'on ne fait pas aisément sans y être contrainte. Cela explique en partie pourquoi les donneuses sont encore trop peu nombreuses en France. De plus, pour avoir le droit de donner sur notre territoire, elles doivent déjà avoir été mères.

Toutes ces informations nous donnèrent matière à réfléchir. À ce moment encore, nous explorions toutes les possibilités pour devenir parents.

La première difficulté qui se manifesta au cours de cette démarche fut d'admettre la nécessité, pour moi, de porter l'enfant d'une autre. Alors même que j'entamais à peine le deuil de l'enfant biologique, ce n'était pas si facile. Toutefois, c'était loin d'être ce qui me rendait réticente face à cette option.

Honnêtement, je trouve absolument merveilleux que la médecine nous offre le moyen de porter un enfant alors même que nos ovaires ne peuvent fournir l'œuf indispensable à toute vie. Je crois en l'avenir de cette technique et suis admirative des femmes qui, dans un élan de générosité, offrent leur capital fécondité à d'autres. Quand on voit l'essor que cette technique a pris à l'étranger, notamment en Espagne, on peut se rendre compte à quel point elle est indispensable de nos jours pour aider de nombreuses familles. Je comprends le bien-fondé des règles strictes à la française, mais aux vues du peu de dons recensés dans l'hexagone, il me paraît regrettable de ne pas les alléger.

Toujours est-il que l'acceptation ou non du don est une réflexion intime et personnelle qui peut différer d'un couple à l'autre.

Pour ma part, ce qui me gênait profondément était de savoir que l'ovocyte qui nous serait attribué proviendrait de notre région. De concevoir que la mère biologique de mon enfant vivait peut-être dans le village voisin (je caricature) me posait un sérieux problème. D'autant que la donneuse devait obligatoirement avoir déjà donné naissance à son propre enfant. D'imaginer un demi-frère ou une demi-sœur à notre bébé dans un rayon de moins de deux cent kilomètres me perturbait.

D'autre part, l'anonymat imposé ne me convenait pas. Que dire à notre enfant de ses origines si on ne les connaît pas ? Ne pas avoir de réponses à lui fournir me posait donc un second problème.

Certains m'ont dit qu'il ne fallait jamais révéler à l'enfant à venir qu'il était issu d'un don. Mais comment garder un tel secret ? Je m'en sentais incapable. J'aurais eu l'impression de tricher toute ma vie. En outre, vouloir cacher une telle chose impliquait de ne mettre aucun membre de nos familles au courant. Les secrets de polichinelle sont un poison dont je préférais nous préserver.

Nous avons discuté longuement de cette alternative avec Manu. Cela me rassurait de voir que nous avions la même vision des choses. Il éprouvait les mêmes inquiétudes.

Il faut garder à l'esprit que, lui, ne souffrait pas d'infertilité et que par conséquent, je ressentais une certaine culpabilité à le priver d'une descendance biologique. S'il avait été emballé par cette option, je m'y serais pliée sans résistance. Je pense cependant qu'il n'était pas à l'aise non plus avec l'idée de concevoir un enfant avec les gamètes d'une autre femme que moi. Cela mettait peut-être à mal sa fidélité !

Nous ressortîmes donc du rendez-vous la tête pleine de questions. Il était prévu de réitérer l'entretien avant la fin de l'année afin de confirmer notre désir de poursuivre cette démarche. D'ici là, une nouvelle série d'analyses devait être pratiquée et des documents administratifs préparés.

Au terme de nos réflexions, nous ne confirmâmes pas notre intention.

XIII

Le droit de devenir parent

Au cours de nos pérégrinations, nous suivîmes plusieurs autres pistes dont celle, au combien particulière, de l'adoption.

Tout désir d'entamer cette démarche débute par des études sociales et psychologiques du couple afin d'obtenir ce que certains nomment le sésame, un agrément. Autrement dit, ce parcours consiste en une exploration de la personnalité des membres du couple par une psychologue et une analyse de leur capacité matérielle à accueillir un enfant par une assistante sociale, afin de déterminer si on peut leur donner le droit de devenir parents et donc d'adopter.

Autant dire tout de suite qu'on ne se sent pas très à l'aise lorsqu'on se retrouve dans le bureau de l'enquêtrice sociale pour la première fois.

Il a d'abord fallu expliquer la raison de notre présence et donc détailler notre chemin à travers la maladie. Il fallut ensuite verbaliser la raison pour laquelle nous avons choisi la solution de l'adoption. Enfin, très rapidement, on nous questionna sur notre capacité à accueillir un enfant qui vient « d'ailleurs » et on nous demanda de déterminer celui qu'on souhaiterait adopter. Il fallait se projeter et nous imaginer élever un enfant différent de nous. Cette projection nous permit de concevoir nos limites, nos préférences, de préciser nos doutes, nos inquiétudes et, ainsi, de déterminer la tranche d'âge de l'enfant, ses origines et ses particularités.

Ce travail est essentiel pour que l'adoption soit réussie. Il ne faut pas avoir peur de dire que certaines origines, par exemple, ne nous attirent pas. Il n'est pas question d'être jugé dans cette enquête. Au contraire, si un couple ne manifeste pas ses craintes, il aura plus de mal à accueillir l'enfant qu'on lui confiera.

En France, lorsqu'on obtient l'agrément, on est automatiquement inscrit sur la liste d'attente de l'adoption d'un petit Français pupille de l'état. Il est également possible de réaliser des démarches à l'étranger. Dans les deux cas, l'agrément est obligatoire. Aussi, lors des enquêtes, est-il indispensable de préciser son projet.

Il ne s'agit pas d'un supermarché de bébés où, égoïstement, on sélectionne le produit que l'on préfère ! Loin de moi cette idée. L'adoption a pour but de donner un foyer à un enfant qui n'en a pas et en a besoin. Pour que l'accueil soit réussi et que l'enfant s'épanouisse, il doit être profondément désiré. Les barrières entre l'enfant et les parents adoptifs doivent, à mon sens, être le moins nombreuses possibles afin que tous trouvent ensemble un équilibre. Le fait de préciser ses limites et ses préférences est tout le contraire d'un acte égoïste. C'est en pensant au bien-être du petit que l'on peut les déterminer.

Dans notre cas, nous avions le désir d'adopter un enfant de moins de trois ans (bien que nous espérions qu'il soit le plus jeune possible) en bonne santé, et nous étions davantage sensibles aux origines asiatiques en cas de démarches à l'étranger.

Nous avions d'emblée écarté la possibilité d'accueillir une fratrie ou un enfant présentant un handicap ou des problèmes de santé.

Nos choix étaient sans aucun doute simples et similaires à de nombreux couples. Nous avions déjà beaucoup à faire avec le deuil de l'enfant naturel et il ne nous était pas aisé à ce moment-là d'envisager l'adoption d'un bébé malade.

Les enquêtes sociales et psychologiques pour obtenir un agrément durent neuf mois. Que le délai soit semblable à celui d'une grossesse serait-il le fruit du hasard ? J'en doute.

Lorsqu'on entame ce parcours, le temps d'attente nous paraît exagéré, d'autant que l'on sait que ce n'est qu'une première étape avant qu'on nous confie un enfant. Faut-il réellement si longtemps pour affirmer que nous ferons de bons parents ? Une fois encore, je ne le pense pas. Mais je dois reconnaître que les réflexions menées pendant les entretiens, les recherches qu'on entreprend au cours de cette période, ainsi que le travail d'acceptation nécessitent ce laps de temps. Cela nous a été bénéfique puisque la compréhension de tout ce qu'implique une adoption demande une lente maturation.

C'est à cette époque que je lus le plus de livres ou d'articles sur l'adoption. Je voulais entrevoir tous les aspects de cette autre manière de devenir parent. Je voulais comprendre par avance le bébé que nous allions élever et me projeter dans son esprit pour appréhender ses peurs, ses doutes, ses attentes, ses besoins, tous spécifiques du fait qu'il aurait été abandonné.

Ma plus grande peur était de ne pas réussir à combler mon enfant. Serait-il capable de m'accepter ?

On sait qu'il existe un lien mystique, primaire, qui lit un bébé à sa mère biologique. N'oublions pas que, même en cas d'abandon dès la naissance, le fœtus connaît instinctivement sa maman puisqu'il a vécu en elle pendant neuf mois. Peut-on réellement rattraper ce temps ?

Je voulais d'ores et déjà me préparer à ce parcours vers la parentalité qui aurait des spécificités dont personne dans mon entourage ne pourrait me parler.

Je lus notamment un livre très difficile à finir, *L'enfant adopté – Comprendre la blessure primitive*, de Nancy Newton Verrier. Il donne des notions de psychologie prénatale permettant d'expliquer le lien qui se crée au cours de la grossesse entre la mère et le fœtus et par là même, expliquer l'impact d'un abandon et la blessure qu'il engendre. Il me permit de visualiser les troubles dont pouvaient souffrir les enfants abandonnés en expliquant des schémas de comportements possibles ainsi que la manière dont on peut y répondre.

Je me souviens d'une explication qui m'a profondément marquée. L'auteur utilisait une symbolique simple.

Imaginons que l'enfant et sa mère biologique forment une assiette. En cas d'abandon, le lien étant rompu, l'assiette se brise en deux parties. Si l'enfant est adopté, il retrouvera une nouvelle moitié d'assiette (la mère adoptive), mais elle sera différente de l'originale et il y aura de la colle entre les morceaux pour les souder. Non seulement il faudra ajuster les morceaux pour créer un véritable lien, mais -la jointure pouvant symboliser la peur d'une nouvelle cassure, d'un nouvel abandon- il faudra établir une confiance dans la solidité du lien. La continuité de l'attachement a déjà été rompue et l'enfant peut craindre toute sa vie qu'elle le soit à nouveau.

J'étais très angoissée. Serai-je une demi-assiette capable de rassurer ma moitié ? Je n'avais aucun doute sur ma capacité à aimer de tout mon être cet enfant à venir, mais serait-il capable d'accepter cet amour ?

Cette lecture était perturbante mais elle m'apportait une réflexion intéressante sur l'aspect psychologique d'une adoption. Elle avait également le mérite d'apporter des réponses, qui pourraient un jour être utiles, et des solutions pour bien appréhender certaines situations.

D'autres lectures plus légères me projetèrent dans mon rôle de mère : des livres sur l'alimentation, sur le développement moteur, ou encore des guides d'adoption internationale, m'ancrèrent dans une réalité plus concrète.

La première rencontre eut lieu avec la psychologue. Nous étions invités à venir en couple afin, comme je l'ai mentionné, d'expliquer ce qui nous avait conduit à cette démarche.

Nous avons beaucoup parlé ce jour-là. Le but étant de nous connaître, de nous percevoir en tant qu'individus mais aussi et surtout en tant que couple, elle nous fit dialoguer sur tout ce qui nous avait rapproché. Nous racontâmes notre rencontre, nos points communs, nos différences, ce que nous aimions chez l'un et chez l'autre, notre manière de nous aimer… Elle voulait savoir quel genre de couple nous étions.

Je me sentis très vite à l'aise et, grande bavarde que je suis, on ne pouvait plus m'arrêter.

Elle nous plongea également dans une projection de nous-mêmes en tant que parents. Comment nous imaginions-nous dans ce rôle ? Qu'aimerions-nous partager avec l'enfant ? Et que redoutions-nous ?

Manu se perçut très vite comme un papa gâteau ! Et je le confortais dans cette idée. Il se voyait créer des jeux, à travers le sport notamment. Je m'imaginais construire des cabanes dans les draps pour lire des histoires et faire des activités créatives avec le petit…

Lors du rendez-vous suivant, elle nous reçut tour à tour afin de nous faire parler de notre enfance et du lien que nous avions avec nos familles. Il s'agissait d'être sincère et de raconter qu'elle avait été notre vie séparément avant notre rencontre. Cela ne me posa aucune difficulté.

Les entretiens avec l'assistante sociale eurent des similitudes. Il fallut de nouveau se présenter et définir nos motivations. Nous dûmes également justifier de nos revenus et faire visiter notre maison.

C'est aux cours de ces discussions qu'elle nous expliqua les différents parcours d'adoption et évoqua, pour la première fois, celle très particulière possible en Polynésie française.

Sur les îles françaises du Pacifique perdure une tradition ancestrale, celle du Fa'a'amu. Littéralement, ce mot signifie « faire manger ». Les enfants Fa'a'amu sont donc « les enfants nourris par d'autres ».

La notion d'abandon n'existe pas pour les Polynésiens. Il n'y a d'ailleurs pas d'orphelinat sur les îles. Alors, quand une famille ne peut s'occuper de son bébé, elle lui en cherche une nouvelle. L'enfant pourra ainsi grandir dans de meilleures conditions sans perdre toutefois le lien avec ses parents biologiques. En effet, le don d'enfant se fait avec la promesse des nouveaux parents de garder une attache en donnant régulièrement des nouvelles. Le bébé aura donc deux parents biologiques, avec qui il pourra reprendre contact à tout moment, et deux parents adoptifs qui s'occuperont de lui quotidiennement.

Dans ce type de démarche, non seulement on connaît les origines de l'enfant, et donc on peut lui fournir les réponses aux questions qu'il se pose une fois adulte, mais en plus on accueille un nourrisson dès sa naissance. Tout semblait formidable !

Une difficulté, qui me parut alors insurmontable, résidait d'une part dans le fait qu'il fallait se rendre sur place pour rencontrer des familles susceptibles de nous confier un bébé (c'était donc très aléatoire), d'autre part, l'adoption ne pouvait se faire qu'au terme des deux premières années de l'enfant (une délégation d'autorité parentale était établie par un juge pour ce laps de temps).

C'était donc une merveilleuse histoire, mais qui nous sembla trop risquée. Que deviendrions-nous si le bébé nous était repris avant la fin de la DAP ?

Je compris quelque temps plus tard, et après de nombreuses recherches, que cela n'arrivait pas si le dialogue était sincère entre les deux familles et si l'objectif d'une adoption était clairement établi dès la rencontre et lors du jugement de la délégation d'autorité parentale effectué sur place.

Je gardais donc en tête cette possibilité mais ne l'envisageais pas encore.

Les enquêtes s'échelonnèrent sur quatre ou cinq mois. Nous avions réussi à établir des relations franches et étions très confiants sur le dénouement.

Dans l'attente d'obtenir l'agrément, nous étudions les fiches de tous les pays où nous pouvions éventuellement adopter.

Le délai d'attente en France est très long : entre cinq et dix ans selon les régions. On pouvait donc arriver au terme de son agrément (qui a une durée de cinq années) sans avoir encore réussi à adopter ! Je n'envisageais même pas cette éventualité.

Dans notre département, on annonçait une attente de quatre à cinq années. Cela faisait déjà près de quatre ans qu'on essayait de devenir parent et je n'arrivais pas à imaginer une aussi longue prolongation.

Je me plongeais donc dans l'analyse méthodique des cartographies de l'adoption de chaque pays envisagé. J'en ressortis dépitée.

Certes, la convention de La Haye assurait une protection des enfants du monde entier, mais elle bloquait également les parents sincères en ralentissant les procédures d'adoption directe. Il n'était presque plus possible de nous rendre nous-mêmes dans un orphelinat à l'étranger pour adopter un bébé.

Il existait de nombreux intermédiaires qui, désormais, géraient tout de a à z. Cela allongeait considérablement les délais (il faut en effet faire accepter votre candidature auprès de ces organismes avant que ne recommencent les entretiens et que ne soit géré votre dossier) et obligeait les parents à une passivité alors même qu'ils ont un grand besoin de s'investir. Cela ne me plaisait pas.

Outre cette difficulté, les pays affichaient des quotas très différents de ce à quoi nous nous attendions. Adopter un enfant de moins de deux ans était devenu presque impossible.

Alors que quelques années en arrière le temps d'attente était d'environ deux ans, on pouvait désormais patienter deux, trois années de plus. Des enfants plus grands, en fratrie ou présentant une particularité médicale, étaient plus faciles à adopter. Mais quand il s'agit de votre premier enfant et qu'on a un grand désir de pouponner, on n'envisage pas cette solution.

On laissa donc reposer et mûrir toutes ces réflexions tranquillement jusqu'à l'obtention de l'agrément.

XIV
Troisième Round

La date de l'opération approchait à grand pas. Je pressentais qu'elle ne serait pas facile.

Après avoir déjà traversé plusieurs tempêtes, j'avais de grandes difficultés à rester sereine. Pour autant, mon quotidien était devenu si pénible que, comme beaucoup de femmes dans ma situation, je n'avais qu'une envie : qu'on me soulage.

Il fallut d'abord en passer par l'examen prescrit par le chirurgien : une échographie endorectale. Je ne savais pas réellement à quoi m'attendre, mais un lavement avait été nécessaire le matin même.

Ce qu'il faut en effet comprendre de la vie d'une e*ndogirl*, c'est qu'elle est rythmée par de nombreux rendez-vous thérapeutiques. Nous passons beaucoup de temps dans les couloirs des centres médicaux, notamment pour pratiquer des contrôles. Il nous est donc offert de tester toutes sortes d'appareils médicaux ! Non seulement ce rythme est très contraignant, mais les tests pratiqués mettent souvent à mal notre pudeur.

En temps normal, j'avais droit à des échographies et des IRM en alternance tous les six mois. En période préopératoire, cela s'intensifiait.

Je ne compte plus le nombre de membres du personnel médical qui, depuis le début de mes ennuis, ont vu mon postérieur ! Cette mise à nu a souvent été difficile. Je me suis certaines fois sentie humiliée du fait d'actes aussi pénibles physiquement que moralement.

L'échographie endorectale ne faisait pas exception (j'eus donc l'immense chance d'en expérimenter l'utilisation avant l'opération). Elle consiste en une exploration du rectum à l'aide d'une sonde. Sans anesthésie, l'examen dure environ dix minutes et, en plus d'être assez désagréable, est légèrement douloureux. Encore une expérience dont je me serais bien passée.

Il faut bien avouer, qu'au cours de ces années de suivi, on perd toute notion d'intimité.

Les résultats n'indiquèrent toutefois pas d'infiltration intestinale. Il y avait certes, une lésion profonde d'endométriose sur la paroi rectovaginale, un nodule, mais rien n'indiquait que le colon soit infesté.

Je suivis donc mon régime sans résidus pendant dix jours et j'entrais le dimanche 12 septembre au CHRU de Lille.

La nuit fut agitée. On dort vraiment mal dans les hôpitaux, c'est bien connu, mais l'angoisse de l'intervention y était aussi pour beaucoup.

Tôt le lendemain, après mettre aseptisée la peau à la Bétadine pendant ma douche, on me posa un cathéter et on m'emmena vers le sous-sol sur mon lit mouvant.

Je commençais à être une habituée du bloc mais, cette fois encore, j'avais peur. L'anesthésiste se montra rassurant et chercha à me distraire en attendant le professeur qui allait m'opérer.

À son arrivée, lui aussi vint me parler. Le voir me mit en confiance. Désormais, je savais que j'étais entre de bonnes mains.

L'opération dura plus de cinq heures.

En salle de réveil, je ne perçus que les gémissements des autres malades autour de moi. Comme à mon habitude, je tardais à reprendre conscience et c'est encore ensommeillée qu'on me ramena dans ma chambre.

Mon premier réflexe, quand j'eus retrouvé mes esprits, fut de regarder mon ventre. Il était douloureux, mais je fus soulagée de constater qu'aucun drain n'avait été posé. Seuls apparaissaient les pansements de quatre plaies : l'une au nombril, deux de chaque côté de l'aine et une dernière au-dessus du pubis.

J'attendais alors de voir mon chirurgien. Je dus me montrer patiente et faire l'objet de l'analyse de toute une escadrille de médecins étudiants.

Lorsqu'on se fait opérer dans un centre universitaire, on voit en effet pas mal de monde passer ! De nombreux médecins et internes s'ajoutent aux infirmières et aides-soignantes. Les premières heures et la première nuit furent donc très agitées. Je fus auscultée plusieurs fois jusqu'à ce qu'enfin le professeur lui-même vienne me voir.

Il m'informa que l'opération avait été très difficile et qu'il avait dû batailler pour ne pas en arriver à pratiquer une laparotomie. La cœlioscopie a quand même beaucoup d'avantages : la convalescence est plus rapide et les douleurs sont moins fortes.

Il avait toutefois pu respecter le protocole prévu initialement.

En résumé, après avoir libéré l'ovaire droit, qui était accolé à l'utérus, et les adhérences, l'observation de la trompe gauche révéla une importante accumulation de sang. Celle-ci étant obstruée, il décida de la sectionner et de l'ôter.

L'ovaire gauche fut séparé du volumineux kyste d'endométriose et remis en place.

Le chirurgien dut ensuite ouvrir la cloison recto vaginale jusqu'à la partie inférieure de la lésion d'endométriose pelvienne profonde avant de pratiquer l'exérèse du nodule. Une cicatrice de quelques centimètres était donc présente à l'intérieur du vagin.

Il fut noté dans le compte-rendu opératoire une plaie de l'artère épigastrique apparue lors d'un geste chirurgical et nécessitant un point. Au cours de l'intervention, la perte sanguine totale fut estimée à 250cc.

Le chirurgien se montra très confiant et affirma qu'il avait pu ôter toutes les lésions apparentes d'endométriose. Il ne pouvait pour autant affirmer que j'étais guérie : la chirurgie nettoie les plaies mais ne peut empêcher qu'elles reviennent.

Sa satisfaction me rassura et je me sentis à mon tour confiante et pleine d'espoir pour l'avenir.

À ma sortie, je replongeais dans le monde imaginaire que je créais dans mes écrits et pris le temps d'aller mieux. Il me fallut un mois pour être de nouveau sur pied.

Le traitement par analogue de la GnRH fut poursuivi pendant encore trois mois.

Grâce à l'allégement de mon temps de travail décidé par les médecins du rectorat, ma reprise se passa en douceur et je pus me rétablir convenablement.

XV

2011

L'année 2011 devait s'annoncer réjouissante. Je devais retrouver ma forme, ne plus souffrir quotidiennement, et devenir maman d'une manière ou d'une autre.

Plusieurs nouvelles me donnaient l'espoir que les choses allaient changer.

D'abord, je venais d'en finir avec le prêt étudiant que j'avais dû souscrire pendant mes années de faculté. J'avais versé la dernière mensualité en décembre. En conséquence, nous pouvions envisager de faire bâtir une maison grâce à un prêt immobilier qui ne devrait plus nous être refusé. Nous étions d'ailleurs en pleine recherche d'un terrain.

Et puis les enquêtes pour l'obtention d'un agrément en vue d'une adoption étaient terminées et semblaient s'être très bien déroulées. Nous attendions le document officiel.

Enfin, mon premier livre allait être publié. Je ne m'y attendais pas et j'étais ravie.

Je continuais de m'investir dans toutes les choses qui me tenaient à cœur. La création de notre foyer était désormais une priorité, mais je persévérais dans mes recherches sur l'adoption et continuais d'écrire régulièrement.

Physiquement, je repris possession de mon corps peu à peu, au rythme de l'élimination du Décapeptyl. Malheureusement, les douleurs accompagnaient le retour des sensations. Je demeurais cependant optimiste et désirais mener à bien tout ce qu'on avait entrepris l'année d'avant. J'avais un grand besoin de voir se concrétiser nos projets.

Bien que déjà fort engagés psychologiquement dans notre intention d'adopter, nous avions repris contact avec le médecin spécialiste de la procréation assistée comme cela était prévu initialement avant l'opération. Elle avait reçu le compte-rendu opératoire et nous convoqua début février pour un premier entretien. Nous fîmes le point sur les mois qui venaient de s'écouler et elle nous exposa la solution qu'elle envisageait pour nous.

Étant donné mon lourd dossier médical, elle ne nous proposa pas de suivre un protocole de FIV classique. Il y aurait eu trop de risques d'une nouvelle dégradation de ma santé encore fragile.

Elle nous exposa donc l'ultime recours : une fécondation in vitro sans stimulation.

Autrement dit, mon cycle serait observé jusqu'à l'apparition d'un follicule dans le cadre d'une ovulation naturelle. Une fois qu'il serait devenu suffisamment important, une médication brève par injection serait mise en place pour bloquer l'ovocyte dans le follicule et le faire mûrir.

L'avantage de cette technique était que la stimulation ne s'étalerait que sur quelques jours. L'inconvénient majeur était qu'un seul ovocyte pourrait être récupéré au cours de la ponction, si elle avait lieu.

Autre désagrément : les contrôles seraient bien plus nombreux. Il faudrait d'abord me rendre à Lille régulièrement pour cibler le début de l'ovulation et l'apparition du follicule. Puis, une fois la stimulation commencée, il faudrait y retourner tous les deux jours afin d'estimer le meilleur moment pour procéder à la ponction.

J'étais fatiguée de l'encadrement médical. J'avais peu d'espoir de voir un jour mon ventre s'arrondir et j'avais besoin d'un peu de tranquillité. Pour autant, nous savions que cette proposition serait notre ultime chance. Alors, après en avoir beaucoup discuté, nous nous sommes lancés une fois de plus dans l'aventure.

Je dus, au cours du premier mois de suivi et en parallèle des examens sanguins habituels et du spermogramme de Manu, réaliser une courbe de température pour cibler avec plus de précision mon cycle. Celle-ci était trop irrégulière pour nous être vraiment utile. Je recommençais donc le mois suivant et fus convoqué en avril pour réaliser une échographie vaginale.

Lors de cet examen, pratiqué par la spécialiste, on put déceler deux choses. La première, positive, un follicule était visible. J'avais donc des ovulations. La seconde, négative, un nouveau kyste poussait sur l'ovaire gauche. Il était toutefois de petite taille et ne devrait pas gêner l'acte de ponction.

J'étais donc assez mitigée quant aux résultats de l'échographie. La seule certitude que j'avais était qu'il ne fallait pas tarder à mettre en place le protocole. Mon expérience me rappelait qu'en cas de récidive, tout pouvait aller très vite.

On programma donc le début des festivités pour le mois de juin. Les allers et venus en suivi PMA débutèrent dix jours après le début de mon cycle.

Au même moment, nous reçûmes un courrier lourd de signification : l'agrément nous avait été accordé ! Nous avions légalement le droit d'adopter ! Ce fut un jour joyeux.

Cela peut paraître étrange que nous ayons persévéré en médecine de la procréation tout en envisageant sérieusement l'adoption. Mais voilà, je suis quelqu'un de combatif et j'ai parfois du mal à lâcher prise tant que je ne suis pas certaine d'avoir tout tenté. Je me projetais énormément dans l'adoption, mais je ne pouvais pas encore abandonner l'espoir de porter un enfant. C'était comme ça. Je faisais ce que je pouvais. Je pense que tout ce qu'on a traversé a contribué à nous faire avancer. Nous devions suivre notre instinct et aller au bout de ce que l'on pouvait supporter. Chacun est unique et ne réagit pas de la même manière.

Lorsque démarra le protocole au mois de juin, j'étais heureuse de ne pas travailler à plein-temps. Les rendez-vous pour le suivi en PMA avaient toujours lieu très tôt le matin. Toutes les femmes suivant ce parcours étaient convoquées aux mêmes horaires, ce qui rendait parfois l'attente très longue. Beaucoup, moi y compris, arrivaient vers six heures trente afin de pouvoir se rendre ensuite au travail.

Du fait qu'on suivait l'un de mes cycles, mes allers et retours étaient nombreux. C'était très fatiguant, mais nous étions motivés et confiants.

Au final, un follicule apparut rapidement. Nous avons suivi sa progression grâce aux contrôles échographiques puis l'avons brièvement stimulé.

Cette fois-là, je décidais de m'injecter moi-même le produit. Je me souviens que je pouvais parfois mettre plus de cinq minutes avant de lancer l'aiguille dans la peau ! Non pas que ce soit très douloureux mais cela m'impressionnait. J'étais finalement assez fière de moi d'y parvenir, mais je reconnais que, sur de longues périodes d'injection lors de parcours classique, l'infirmière est d'un grand soutien.

Au terme de ces quelques jours de stimulation, et après un ultime rendez-vous, la ponction fut programmée.

Je n'en revenais pas ! Finalement, si tout se passait bien, un seul ovocyte suffisait ! Pourquoi cette technique ne pourrait-elle pas fonctionner ?

Le matin de l'intervention nous arrivâmes enjoués bien qu'un peu angoissés. La ponction était prévue sans anesthésie et cela m'inquiétait un peu.

Étant donné qu'il n'y avait qu'un seul follicule à ponctionner, une dernière échographie fut réalisée : mieux valait s'assurer qu'il était bien mâture. Mais, une fois de plus, notre espoir fut de courte durée. Le follicule s'était aplati, vidé. Il ne contenait sans doute pas d'ovocyte. On en resta donc là.

Je maudis la vie de nous infliger cela. Je commençais sérieusement à être éreintée. Manu ne valait guère mieux que moi. Avions-nous raison d'insister ? Après tout, cela avait-il encore un sens ?

Il faut croire que oui, puisque je recommençais un nouveau suivi le mois suivant. Je ne voulais pas déjà abandonner. Je me montrais têtue une fois de plus.

Le mois de juillet fut donc le tout dernier que je passais dans les couloirs du service de PMA de l'hôpital de Lille. Étant en vacances, ce fut beaucoup moins intense en termes d'emploi du temps. La fatigue s'était toutefois accumulée et j'aspirais à plus de sérénité. Je savais que ce serait le dernier essai alors je pris sur moi et les rendez-vous s'enchaînèrent de nouveau.

Tout se déroula sans difficulté. Mon ovaire gauche produisit un beau follicule qui nous donna pleinement confiance. C'était notre ultime chance.

Le matin de la ponction, nous étions stressés mais l'échographie de contrôle valida la bonne santé du follicule et autorisa la ponction.

Enfin, nous y étions.

On nous installa dans une petite chambre individuelle et on nous fit patienter. Bien que l'acte médical se déroule sans anesthésie, on me posa un cathéter au cas où je ne gérerais pas la douleur ou mon angoisse.

Quand mon tour fut venu, on m'emmena dans un bloc, situé non loin dans le même service, et on m'installa sur la table. C'était étrange d'être consciente et de voir tout ce qui allait se passer.

Il y en avait du monde autour de moi pour récolter une si petite chose ! Infirmière, médecin et anesthésiste s'activaient pour me mettre à l'aise et m'expliquer ce qui allait être pratiqué.

Un écran échographique de contrôle me permit de voir en direct la sonde avancer. L'acte était simple et se résumait en une seule et unique ponction. Ce ne fut pas très agréable mais j'avais connu des sensations bien plus douloureuses. Ce fut, de surcroît, très rapide.

Je regagnais ma chambre où Manu m'attendait. Il avait, comme la première fois à Lens, déjà donné sa semence. À ce moment-là, je ressentais une fatigue nerveuse. J'avais hâte de rentrer chez nous.

Il s'avéra, une fois n'est pas coutume, que le résultat fut positif ! Un ovocyte avait été récupéré ! Le seul et unique que j'avais jusque-là réussi à produire. Nous étions aux anges ! Jamais encore nous avions eu une aussi merveilleuse nouvelle ! Bien sûr, nous savions que rien n'était joué, mais c'était quand même une sacrée avancée pour nous.

Nous rentrâmes heureux. Il nous fallait juste attendre quelques jours pour connaître l'issue de la fécondation. Nos gamètes allaient enfin se rencontrer et peut-être, ensemble, donner la vie.

Le temps s'écoula lentement jusqu'à ce que sonne le téléphone. C'était un samedi et je me souviens qu'il faisait beau ce jour-là.

Une employée du laboratoire eut la charge de nous transmettre le résultat. Il n'y avait pas d'embryon. L'ovocyte était de mauvaise qualité et était mort avant d'avoir pu être fécondé. Elle se montra navrée pour nous et nous encouragea à revoir le médecin qui nous suivait pour obtenir davantage d'information.

La déception nous envahit telle une vague déferlante. Tout était fini et nous le savions.

Lorsque nous revîmes la spécialiste quelque temps plus tard, elle nous confirma que les essais s'arrêtaient là. Il fallait parfois admettre que la médecine n'avait pas toutes les solutions et accepter l'échec.

Nous avions tout tenté. Nous n'avions pas de regret à avoir. Il fallait désormais tourner la page.

Nous avancions désormais à grands pas sur le chemin du deuil de l'enfant biologique. La route de l'acceptation s'avérerait encore longue mais nous avions franchi un cap très important : nous savions désormais avec certitude que mon corps ne pourrait pas porter d'enfant.

XVI

Pourquoi je souffre

Ce qui est terrible avec les certitudes, c'est qu'elles ne sont pas fiables.

Faire le deuil ? J'ai cru bien des fois que je l'avais fait, qu'enfin j'avançais sans me retourner sur ce que j'avais perdu. J'ai cru que je me ferais à l'idée de ne jamais voir mon corps se déformer sous les assauts d'un petit invité. J'ai pensé, souvent, que ce n'était pas si grave, qu'être maman ne s'arrête pas au fait de porter un enfant. Et j'en suis convaincue ! Mais tout de même, mes pensées de jeune fille me rattrapaient de temps à autre… Me ressemblera-t-il ? Aura-t-elle mon sourire ? Héritera-t-il des toutes petites oreilles de son papa, ou des miennes, bien trop grandes ? La question de la filiation ne se résout pas par le simple fait d'une incapacité physique à engendrer la vie.

Combien de fois ai-je été convaincue que toutes ces souffrances psychologiques appartenaient au passé ? De très nombreuses.

Mais au détour d'une conversation, face à une situation, ou simplement lors d'un accès de faiblesse, tout resurgit et vous éclabousse.

On se sent tellement en colère contre la maladie. Un sentiment profond d'injustice s'empare de vous et vous ronge au point de vous changer.

C'est ainsi qu'il m'est arrivé d'être incapable de me tourner vers le monde. Je ne supportais parfois personne d'autre que mon mari. Être entourée d'une foule m'angoissait terriblement. Il m'était impossible de donner l'illusion que je tenais tête à la maladie et à l'infertilité.

Cette rancune tenace, je la reportais parfois sur les autres. Eux qui ne savaient pas ce que pouvait être de vivre chaque jour dans la douleur. Eux qui pouvaient rire parce que la vie leur semblait douce. Eux qui, même s'ils avaient leurs propres soucis, pouvaient avancer malgré tout. Eux qui étaient en bonne santé. Eux qui avaient des enfants sans difficulté.

C'est un sentiment très étrange que de se sentir lésée. Je me sentais amoindrie dans tout ce qui constituait ma vie. Je ne pouvais m'épanouir pleinement dans aucun domaine, ou presque. En tant que femme, j'étais contrariée dans ma vie intime, et mon couple, si je n'avais pas un mari merveilleux, aurait pu en pâtir. En tant que mère, je ne pourrais jamais donner la vie. En tant qu'enseignante, je ne réussissais pas à assumer des horaires trop lourds et ne pouvais pas travailler à plein-temps. En tant qu'amie, je n'avais pas toujours la force d'être disponible.

Et puis, au-delà de la colère s'ajoute la culpabilité.

Oui, j'avais la chance d'être entouré par un mari aimant qui n'a pas fui et a traversé toutes ces embûches à mes côtés. Mais cela m'a rendu coupable ! Fautive du fait que je lui imposais une vie remplie de rendez-vous médicaux, de traitements, de douleur, de larmes… Fautive parce que je lui enlevais le droit à une descendance. J'ai donc souvent culpabilisé et, du fait de ce sentiment, j'ai essayé autant que je le pouvais de lui rendre la vie facile. Je l'ai aimé, choyé, entouré avec toute la force qu'il me restait. J'ai pris en charge le quotidien, j'ai mené tous les projets, organisé des sorties ou des voyages… J'ai occupé la place pour rendre invisible mon incapacité.

Je pense que beaucoup de femmes atteintes de cette maladie doivent éprouver cette culpabilité. Cela nous conduit parfois à proposer à notre compagnon de route de changer de cap et de trouver le bonheur qu'il mérite en créant une famille avec une autre. J'ai moi-même abordé cette option, le cœur battant, avec Manu. Je n'ai jamais souhaité son départ bien sûr ! Mais je tenais à ce qu'il sache que j'aurais pu comprendre sa décision de me quitter.

Fort heureusement, c'était avec moi qu'il voulait fonder une famille. Et c'est aussi par ces réflexions et ces discussions qu'on en vient à avancer sur la route du deuil de l'enfant biologique. Car après tout, devenir parent, ensemble, c'était tout ce qui comptait !

La fin de tout traitement m'a permis de reprendre le contrôle. Même si des douleurs subsistaient, j'éliminais peu à peu les substances et m'évertuais à retrouver un peu la ligne. Je me nourrissais plus sainement, me montrais plus active et réussis à perdre quelques kilos. Je me réappropriais doucement mon corps. Cette étape a participé à l'acceptation de l'échec et de l'arrêt du parcours FIV. Je voulais me réemparer de ma vie.

J'ai alors pris à bras-le-corps la création de notre foyer. Cela commençait par la construction de notre maison.

Ainsi ai-je consacré l'autre moitié de l'année 2011 à mettre au jour notre projet. Si bien, d'ailleurs, et si fort, que notre conviction nous a permis de passer les fêtes de Noël dans ses murs.

XVII

RIEN NE CHANGE

L'élan était bien là. La vie devait être plus douce. Notre foyer était presque prêt. Nous étions corps et âme engagés dans notre démarche d'adoption, même si, comme pour chaque chose, nous envisagions toutes les possibilités.

La première était de tenter notre chance à Tahiti. Je rêvais de vivre cette aventure que j'idéalisais beaucoup désormais. Rencontrer les parents biologiques de notre enfant, ne serait-il pas la plus belle chose au monde ?

Nous avions également révisé notre agrément pour l'adoption d'un petit français pupille de l'état afin de nous ouvrir à l'accueil d'un enfant malade ne présentant toutefois ni handicap ni déficience. Après avoir discuté avec l'assistante sociale et y avoir réfléchi longuement, nous nous sentions suffisamment forts pour s'engager sur cette voie.

Dans tous les cas de figure, on savait que l'attente serait encore longue. Je ne pus pourtant pas m'empêcher de préparer la chambre d'enfant. Au printemps 2012, tout était fini : les murs étaient recouverts d'un paysage que j'avais moi-même peint, nous avions acheté le mobilier et des jouets occupaient l'espace.

Ce fut une fois de plus le moyen pour moi d'avoir une emprise sur ma vie. J'avais tant besoin d'agir et de voir des choses se concrétiser. L'inaction aurait été insupportable. Attendre sans rien faire ne me convenait pas ! Tous les projets que j'inventais qu'ils soient d'ordres matériel ou intellectuel, me permettaient d'avancer.

J'avais pourtant bien du mal physiquement à garder le rythme. Je retravaillais à temps complet depuis septembre et ma forme décroissait au fur et à mesure des jours. Mon médecin dut à plusieurs reprises me mettre en arrêt de travail lorsque ma tension descendait sous la barre des dix.

Les examens que je subis au début de cette année expliquaient largement ma fatigue et mes douleurs. En effet, l'endométriose était à nouveau bien installée et le court répit que j'avais eu n'avait pas suffi à recharger mes batteries.

Les résultats d'IRM m'inquiétaient beaucoup, car au-delà de l'endométriose classique (de multiples kystes, dont le plus volumineux dépassait les cinq centimètres, accolés de nouveau à l'ovaire gauche), on décelait désormais une adénomyose infiltrant notamment les deux ligaments utéro-sacrés.

L'adénomyose est une forme d'endométriose interne qui se forme dans le myomètre, le muscle utérin. Cette variante de la maladie se manifeste en général chez des femmes entre quarante et cinquante ans lors de la préménopause. En l'occurrence, dans ma situation, je représentais une minorité de femmes puisque je n'avais pas encore trente-deux ans.

J'ai très mal vécu cette nouvelle récidive. Je faisais tout pour retrouver une vie normale, mais la maladie semblait gagner toujours plus de terrain. J'atteignais mes limites tant sur le plan physique que sur le plan psychologique. Je n'avais qu'une envie : qu'on m'arrache les entrailles et qu'on m'ôte tous mes organes génitaux désormais complètement envahis et inutiles. Ils ne représentaient plus pour moi que souffrance et torture.

Souffrance, car je subissais de violentes douleurs de manière quasi-permanente. Je parvenais à avancer uniquement grâce aux anti-douleurs que j'ingurgitais en continu. J'alternais paracétamol et ibuprofène avec, pour les plus mauvais jours, des comprimés de codéïne. Et malgré ces pratiques, rien ne parvenait à faire disparaître complètement mon mal-être.

Torture, car ressentir cet utérus en moi (bien trop présent à cause du tourment qu'il m'infligeait) m'empêchait d'anéantir le maigre espoir de grossesse qu'il constituait.

C'est ainsi que lors de l'entretien avec le chirurgien spécialiste qui me suivait depuis plus de deux ans et demi, je me suis entendue lui demander de pratiquer sur moi une hystérectomie.

Je ne fus pas surprise de son refus.

Il percevait mon désespoir mais se défendait de pratiquer cette intervention sur une personne si jeune alors même qu'elle n'avait pas encore eu d'enfant. Il ne me berça pas d'illusion en supposant qu'une grossesse pouvait encore intervenir dans ma situation médicale, mais il souhaitait voir notre projet d'adoption se concrétiser avant d'en arriver à cette extrémité.

Il faut bien avouer que j'étais psychologiquement au plus mal à cette période. J'étais triste, mal dans ma peau (j'avais d'ailleurs des éruptions cutanées sur le visage, reflet de mon angoisse) et épuisée.

Aucune intervention chirurgicale ne fut donc programmée. Il considérait qu'il valait mieux patienter une année supplémentaire afin d'espacer les opérations. La dernière ne datant que d'un an et demi, il trouvait plus raisonnable de me replacer sous les effets d'un analogue de la GnRh, le Décapeptyl, afin d'observer son effet sur mon corps. Il supposa que s'il agissait comme il l'espérait, une intervention partielle suffirait une année plus tard. Si son action se révélait peu concluante, nous aviserions.

Je ressortis de ce rendez-vous aussi mal que lorsque j'y étais entrée. J'espérais une solution autre que celle qu'il m'imposait. Je redoutais les effets secondaires du Décapeptyl et doutais sérieusement de son efficacité me concernant. Pour autant, je m'y pliais.

Avec le recul, je pense que je n'étais en effet pas prête à cette intervention radicale. J'en étais arrivée à ce souhait de manière forcée du fait des assauts de la douleur. Je pris conscience que c'était un pas qu'il fallait franchir après un long temps de préparation.

Je dus une nouvelle fois accepter l'injustice que représentait cette pathologie, me soumettre au traitement et trouver un maximum de solutions pour vivre au mieux l'année de souffrance qui se profilait.

Je soumettais alors à nouveau mon dossier médical au médecin du rectorat et eus la chance de voir mon temps de travail s'alléger une nouvelle fois de quelques heures pour la rentrée suivante. Ce fut un réel soulagement vu mon état de fatigue et la difficulté que j'avais à aller au bout de cette année scolaire.

J'obtins également une prise en charge médicale à cent pour cent de la sécurité sociale.

Ces démarches avaient une grande importance pour moi car je ressentais le besoin d'être reconnue en temps que malade. Je l'étais, et cela même si ça ne se voyait pas foncièrement sur ma tête !

J'ai eu l'occasion de lire de nombreux témoignages d'*endogirls* qui, au-delà de leur tourment physique, devaient supporter le manque de reconnaissance de leur maladie. C'est particulièrement vrai dans le domaine professionnel où les responsabilités qui nous sont données sont des poids lourds sur nos frêles épaules.

Croyez-moi, ce n'est pas avec plaisir que l'on manque le travail ou que l'on se terre chez soi au lieu de sortir avec des amis ; ce n'est pas qu'on aime la solitude ou qu'on ne s'intéresse pas aux autres, c'est juste que l'énergie dont on dispose suffit à peine à supporter le titillement permanent de la douleur !

Alors oui, un simple papier de la sécurité sociale qui affirme officiellement qu'on est atteint d'une maladie (et qui permet accessoirement d'être mieux couverte financièrement pour cette pathologie) suffit à soulager un peu le chagrin et à estomper la culpabilité qu'on ressent parfois d'être un poids pour notre entourage. C'est une forme de reconnaissance, une affirmation qui permet de trouver sa place sans avoir besoin de se justifier.

Ainsi l'année se poursuivit-elle tant bien que mal. Je pris alors le parti de m'occuper de moi en m'octroyant davantage de repos et de temps pour écrire. Lorsque l'énergie était plus forte, je bricolais dans notre nouvelle maison. On essayait tout bonnement de profiter de la vie telle qu'elle était.

XVII

FURI-HEUREUSE

2012, c'est aussi l'année où ma meilleure amie est devenue maman.

Nous sommes, elle et moi, liées depuis l'enfance et avons ensemble partagé tous nos bonheurs et toutes nos désillusions. Elle est ma sœur de cœur.

Nous ne vivons plus dans la même région, mais nous avons su préserver notre relation et tentons de nous voir chaque fois que cela est possible.

Au printemps, elle était venue, avec toute la délicatesse qu'empruntent les vraies amies, m'annoncer qu'elle était enceinte. Après toutes ces années où elle aussi, elle en avait rêvé, faute de trouver le père, je la voyais enfin comblée. C'était la plus belle des nouvelles mais je n'ai pas pu pleinement l'apprécier.

J'ai d'abord pensé : « Oh ! Joie ! Elle ne rencontrera pas les mêmes difficultés que moi ! » Bien au contraire, la première tentative fut la bonne.

Puis, dans les bras l'une de l'autre, je me suis effondrée. Je pleurais généreusement et je ne pouvais clairement affirmer que c'était d'allégresse.

J'étais furi-heureuse.

Je n'aurais dû ressentir que du bonheur ! Je n'y parvenais pas. Et, comme deux madeleines, sans retenue ni honte, nous pleurions ensemble. Des larmes de compassion pour elle, d'autres pleines de chagrin pour moi. Serrées l'une contre l'autre, j'imaginais la vie en elle, le vide en moi.

J'étais furi-heureuse.

Ça n'aurait pas dû se dérouler ainsi ! On aurait dû crier, chanter, danser ! Pleurer ? Sans doute, mais pas pour les mêmes raisons. C'était la plus belle des nouvelles qui soit…

J'ai haï mon corps de m'infliger cela. J'ai haï cette maladie de nous voler ce moment ! Elle nous privait de tous les instants précieux.

J'étais furi-heureuse : mon amie allait devenir maman, j'allais devenir marraine…

XIX

La fin des ennuis ?

Je ne voyais plus de fin possible à ces souffrances quotidiennes. Aucun remède n'existait pour guérir de l'endométriose et les anti-douleurs n'avaient plus d'emprise sur mon corps. Seule source d'apaisement, la chaleur d'une bouillotte que je promenais avec moi partout dans la maison, et même parfois dans la voiture. Seconde peau brûlante que je plaquais directement sur le ventre, elle me donnait quelques moments de répit ainsi que quelques vergetures. Le derme réagissait en effet de plus en plus à l'agression que je lui infligeais.

Je ressentais le poids du fatalisme peser cruellement sur moi. Je n'aimais pas celle que j'étais devenue : une version fantomatique, amère et affligée de la jeune femme que j'avais été jadis. Un temps qui me paraissait être loin et vague, tel un doux rêve qui s'évapore au réveil.

Et puis un appel passé au bureau de l'adoption me confirma la triste réalité que l'attente pour adopter un petit Français pupille de l'état allait être encore longue. Le département traitait à ce moment-là les agréments datant de 2009.

Je rêvais alors, plus que jamais, de nous voir réunir les fonds nécessaires pour nous envoler vers Tahiti ! Cela était utopique, car nos finances étaient insuffisantes et il aurait fallu un miracle pour l'envisager sérieusement.

Je ne savais plus à quoi me raccrocher. Tous les projets que j'avais inventés étaient soit achevés, soit entre d'autres mains. Je vivais dans l'attente de la prochaine IRM et du rendez-vous avec le professeur chirurgien.

Nous étions en janvier 2013. Je sortais alors, enfin, du traitement hormonal prescrit et je suis presque certaine que les six mois que j'ai passés sous les effets du Décapeptyl ne m'ont apporté que des désagréments.

Je comprends la position des médecins qui n'ont, pour soulager leurs patientes, que peu d'alternative, mais je reste très sceptique sur l'utilisation de ces produits. En effet, j'ai totalisé plus de dix-huit mois de ces traitements au cours des six années de suivis sans que cela n'ait eu aucune influence sur la maladie. J'ai par contre ressenti de violents dérèglements hormonaux et mon anatomie a considérablement changé. Je reste encore aujourd'hui marquée par les effets de ces analogues de la GnRh et ne parviens toujours pas à stabiliser mon poids, alors que je n'avais jamais eu la moindre difficulté de cet ordre auparavant.

Je pense avoir frôlé la dépression à ce moment précis. Je ne dis pas que cela n'était pas arrivé avant 2013, mais je remarque juste ma difficulté d'alors à me raccrocher à quoi que ce soit.

L'IRM de février vint assombrir davantage encore la situation puisqu'elle confirma une évolution négative de la pathologie dans mon organisme. Des endométriomes (kystes d'endométriose) étaient présents sur les deux ovaires en quantité, l'ovaire gauche étant plus touché comme d'accoutumé. Des lésions profondes d'endométriose pelvienne centrées sur le torus utérin infiltraient les deux ligaments utéro-sacrés et remontaient le long de la paroi postérieure de l'utérus. Ces lésions étaient responsables d'adénomyose externe avec une présence nouvelle de cellules kystiques au sein de la paroi de l'utérus. Enfin, dernière nouveauté, un myome sous-séreux (tumeur bénigne) s'était aussi développé sur l'utérus.

Il me parut évident que cet organe se transformait peu à peu en un corps étranger bien décidé à me pourrir l'existence.

Je me débattis en vain au téléphone pour avancer mon rendez-vous avec le chirurgien. Il faut dire que les spécialistes sont peu nombreux au regard de celui des patientes. Il me fallut donc prendre mon mal en patience pour gagner le mois d'avril.

Nous décidâmes alors d'écourter cette attente en nous échappant quelques jours à Édimbourg, en Écosse. Cette escapade eut l'effet escompté et nous permit de nous retrouver. La chance nous sourit -les premiers jours du moins le soleil nous permit en effet de profiter des extérieurs malgré le froid hivernal.

Nous fûmes cependant, une fois de plus, rattrapés par la maladie qui ne manqua pas de se rappeler à moi. Je subis l'une des pires crises de cette période. Elle me saisit alors que nous venions de descendre d'un bus qui nous avait emmenés dans les Highlands. Nous avions très faim et faisions alors la queue dans un restaurant rapide, lorsque de violentes douleurs me clouèrent littéralement. Je dus m'asseoir en attendant Manu et ne parvins à rien avaler quand il nous ramena de quoi manger.

J'avais peur de m'évanouir et de devoir être emmenée aux urgences dans ce pays étranger. Je ne voulais qu'une chose : rentrer à l'hôtel et m'allonger. Le retour fut assez épique puisqu'il nous fallut gagner l'arrêt de bus et l'attendre. J'étais nauséeuse. Quand enfin notre véhicule arriva, le trajet, heureusement court, fut un calvaire. Puis il nous fallut parcourir quelques pénibles mètres à pied et je pus alors retrouver notre lit.

La crise finit par s'estomper dans la soirée et le sommeil me happa rapidement.

Le reste du séjour fut en demi-teinte. J'étais épuisée et mal dans ma peau.

Nous rentrâmes heureux de ces quelques jours de vacances mais inquiets de me voir en si piteux état. Je ne pouvais désormais plus m'absenter plus de quatre jours sans risquer de voir mon corps me lâcher…

J'étais donc au plus mal.

J'eus la chance d'être très entourée de mes amis qui n'étaient pas dupes de mon état moral. L'affection et l'écoute qu'ils m'ont apportées ont réellement joué sur ma capacité à affronter ce nouveau raz-de-marée.

L'entourage, tout comme la malade, s'essouffle parfois. La maladie était, tel un serpent qui se mord la queue, sans fin. Comme un éternel recommencement, dès qu'on la faisait battre en retraite, elle déployait plus de force encore. Comment dans cette situation trouver les mots de réconfort ? Ils ont été si souvent prononcés qu'ils perdent leur sens et leur vérité. Comment admettre que je pouvais aller mieux alors qu'à chaque fois la maladie récidivait ? Je perdais la foi de me voir un jour sortir de cet engrenage. Et d'ailleurs, qui pouvait encore y croire ?

Les amis, à ce moment-là, ont su relayer mon mari et ma mère, les indéfectibles.

Mon mari était, depuis notre rencontre, aux premières loges de mon combat. Ma maman était ma confidente. Je leur infligeais cela depuis bien trop longtemps. Il fallait que je sorte de cet état de soumission car il était évident que je baissais les bras.

J'ai donc préparé mon entretien avec le chirurgien pour qu'il cède à ma demande d'intervention radicale. Il fallait que je lui montre que j'étais déterminée et suffisamment forte pour encaisser tant physiquement que psychologiquement cette opération et tout ce qu'elle représentait. Je devais renverser la situation et réellement reprendre le cours de ma vie.

Comme pour répondre à ma nouvelle détermination, le destin nous fit enfin cadeau de l'une de ses faveurs ! L'un de nos rêves allait pouvoir prendre forme dès l'été suivant et ce, grâce à mon père. En effet, il se manifesta dans ma vie au meilleur moment qu'il fut ! Il avait hérité de sa mère (que nous avions perdue un an plus tôt) et avait décidé d'aider ses enfants d'avant et d'aujourd'hui (il avait refait sa vie après la séparation d'avec ma mère).

Ma grand-mère aurait été si heureuse de son geste ! Elle qui nous éleva en partie, ma sœur et moi, après le divorce de nos parents et l'éloignement géographique de mon père. Elle pour qui ses petits enfants avaient tant compté, elle allait pouvoir encore participer à leur épanouissement. C'était la première pierre qui nous permettrait peut-être de construire notre foyer.

Ce projet redonna un nouvel élan à cette année à peine entamée. Notre destin allait prendre un nouveau tournant et j'étais décidée, plus que jamais, à en finir avec l'endométriose.

Ce nouvel état de fait fut un argument fort que je pus avancer lors de l'entretien avec le chirurgien. Il n'avait, en effet, que pour seule objection à cette intervention la peur de me voir m'effondrer psychologiquement une fois qu'elle serait accomplie. Dans son raisonnement -son expérience parlait- il aurait été préférable que nous menions notre projet d'adoption à son terme avant de pratiquer cette hystérectomie. Il me disait : « Il y a un avant et un après l'opération ».

J'entendais ses arguments et les considérais, mais j'étais sûre de moi et de ma capacité à gérer tous les aspects physiques et psychologiques qu'imposait cette intervention. J'avais passé une année entière à envisager cette solution. Je ressentais au plus profond de mon corps que c'était la seule chose à faire pour, enfin, être libérée de cette douleur qui dominait ma vie. Je savais qu'aucun fœtus n'aurait pu naître et grandir au sein de la terre stérile et infestée que représentait mon utérus. Je ne voulais plus attendre. Il fallait en finir.

Le chirurgien n'avait qu'une alternative : soit il me laissait souffrir puisqu'une intervention partielle n'était plus possible à ce stade de l'évolution de la maladie, soit il m'opérait et m'ôtait cet intrus qu'était devenu mon utérus.

Il trancha en faveur de l'exérèse mais refusa de m'imposer un état précoce de ménopause. Il fut donc décidé de me laisser l'ovaire le moins atteint. Ainsi, les organes les plus touchés et les diverses lésions seraient enlevés, et l'ovaire droit nettoyé et remis en place.

Enfin, on m'offrait une solution ! Enfin, je pouvais espérer voir la fin du tunnel et regagner la lumière de la vie ! J'avais conscience que la liberté avait un prix et que ce passage aurait le goût amer de la douleur, mais j'y étais préparée.

2013 serait l'année de tous les risques et du changement.

XX

Aux grands maux, les grands remèdes

Il me fallut patienter près de deux mois avant que l'opération puisse avoir lieu. C'était long, très long. J'aurais largement préféré qu'on m'hospitalise immédiatement après la décision de m'opérer. Même si je ne revenais pas sur mon choix, j'avais peur. Cette intervention était plus lourde que les précédentes, engendrerait sûrement plus de souffrance, et son caractère définitif m'angoissait. Même dans les moments de certitude, comme je l'ai déjà dit, le doute peut s'inviter. J'avais désormais peur du « après ». Je voulais donc y être le plus vite possible pour vérifier que j'allais m'en sortir.

Ce fut donc deux mois de tortures psychologiques et d'excitation. J'avais non seulement une opération à préparer mais également un voyage à organiser ! Le timing était serré. Je devais être opérée le vingt-sept mai et nous embarquions sur un vol en direction de Tahiti le neuf juillet. Je savais que le délai entre ces deux dates était court. Ma plus grande crainte était de ne pas être suffisamment retapée pour le départ.

Le temps s'étira longuement durant mon attente. J'étais fragile, et si je n'avais pas eu notre projet d'adoption à Tahiti à préparer, je me serais certainement terrée tout ce temps.

Mes sentiments étaient à vif et je ne retrouvais pas toujours dans mon entourage l'attention dont j'avais besoin. Le manque de compassion et de présence de certaines personnes m'a cruellement blessé à ce moment-là. J'avais tant besoin de leur soutien et de leur tendresse. Je reconnais toutefois que j'ai toujours eu des difficultés à l'énoncer ou à le montrer. Heureusement que mes indéfectibles ne me laissèrent pas seule.

Puis le temps a passé. Il tint sa promesse de venir me chercher. J'étais prête tout autant que ma valise. Mais entrer à l'hôpital pour une hystérectomie le jour de la fête des mères, je ne suis pas prête de l'oublier ! Je maudissais cette fête depuis plusieurs années, mais celle-ci fut particulièrement ironique !

C'était un dimanche. On passa, Manu et moi, l'après-midi sur le lit d'hôpital à regarder la télévision, dans l'attente qu'on vienne me donner les informations concernant l'intervention et les dernières recommandations.

Lorsqu'on nous avertit enfin du programme des festivités, il était temps pour mon mari de rentrer. Le travail l'appelait de bonne heure le lendemain et j'étais capable de gérer une nuit sans lui. Serrés l'un contre l'autre, nous avons pleuré, comme à chaque fois que nous sommes séparés. Je me souviens des mots qu'il prononça avant son départ : « C'est la dernière ! Je ne veux plus jamais te voir dans cet endroit. »

En fin d'après-midi, on me fit boire un médicament agissant sur le transit. Il fallut donc attendre que le produit agisse. Je compris à mes dépens que cela allait être long et, c'est quand enfin je réussis à m'endormir, aux alentours de onze heures trente, que les spasmes intestinaux s'enclenchèrent. J'avais une grande accoutumance à la douleur mais je ne m'attendais pas à ce qu'elle puisse être, une nouvelle fois, si vicieuse ! J'eus en effet de la peine à gagner les toilettes, fort heureusement présente dans ma chambre. J'y ai passé plus d'une heure à me plier de douleur sous les torsions de mon intestin, pourtant peu encombré au vu du régime sans résidus que j'avais scrupuleusement suivi les dix derniers jours. Je plongeais alors dans une impression de déjà-vu : j'avais quatorze ans, j'étais clouée dans la même position pendant une crise. Je haïssais les médecins de m'imposer ce supplice. N'avais-je pas déjà suffisamment souffert ? Le soir encore, j'avais obtenu l'autorisation de l'infirmière de prendre du codoliprane pour me soulager.

Je ne pouvais rien faire, il fallait que cela passe. J'étais au bord de l'évanouissement quand, enfin, les spasmes ralentirent.

Je parvins à dormir quelques heures avant l'arrivée du petit monde médical aux aurores. On me prépara alors pour mon grand moment ! Après la fameuse douche à la Bétadine (j'en avais déjà pris une la veille), on me fit enfiler la tenue adéquate, sans oublier les chaussons et le bonnet. Puis on me demanda de rester allongée et on me borda. J'ingurgitai alors un dernier médicament ayant pour effet de me relaxer et attendis sagement qu'un brancardier vienne me chercher.

Je dormais à moitié lorsqu'on me fit découvrir une nouvelle fois les coulisses de l'hôpital vers midi. J'étais sereine. Je crois même que je n'avais plus peur. C'est à ce moment-là que j'ai su que je me trouvais exactement là où je devais être.

Face aux portes du bloc opératoire, je me souviens avoir discuté avec une infirmière qui me rassura et m'indiqua qu'une hystérectomie était une opération relativement rapide et facile. Soixante minutes auraient dû suffire. J'étais sceptique et j'avais raison : elle s'étala sur plus de cinq heures.

Au réveil, je fus d'abord heureuse de constater que la cœlioscopie avait suffi et que le chirurgien n'avait pas dû m'ouvrir. La laparoscopie était en effet le premier des risques dont on m'avait averti.

Je demeurai plusieurs heures encore dans un état de conscience relatif, mon esprit stagnant dans une brume épaisse dont j'émergeais vers minuit. C'est à ce moment précis, seule, que je pus réellement prendre la mesure et l'ampleur de l'opération. La douleur ressentie me parut bien moins agressive que je ne l'avais imaginé. Ce fut une constatation rassurante pour la suite. Je parvenais à bouger sans trop de difficulté, même si, bien sûr, il n'était pas encore question de courir. Je parvins alors à me lever pour me rendre dans la salle de bain. J'avançais avec prudence dans ce corps qui me parut différent du fait qu'on m'avait ôté l'utérus.

Comme je regagnais mon lit, je me souviens avoir regardé mon ventre. Je le perçus tout autre. Au-delà des traces laissées par l'intervention, il était désormais vide. Le moment que j'avais redouté était arrivé. Je pris le temps de la réflexion et je ne pus qu'admettre que, comme je l'avais espéré, je me sentais soulagée. J'étais délivrée du poids de cet organe rogné par la maladie. J'étais surtout libérée de tout ce qu'il avait représenté. On avait tué l'espoir vain et douloureux d'une grossesse hypothétique.

Je pense pouvoir affirmer que c'est toute la préparation psychologique d'avant l'intervention qui a permis que je vive placidement les conséquences qu'elle engendrait. La psychologue qui vint me voir au premier matin confirma mon pressentiment. Elle me trouva extrêmement calme et en paix avec ma décision.

Je constate que cette acceptation m'a permis de me remettre assez rapidement. Dès le lendemain matin, soit à peine une douzaine d'heures après la chirurgie, je parvenais à me laver seule. On m'enleva dans la foulée les perfusions et je sortis de l'hôpital le surlendemain.

Le chirurgien me fit un compte rendu oral avant ma sortie et m'indiqua que le protocole prévu avait pu être respecté. Malgré la difficulté qu'il avait rencontrée pour libérer les organes afin de les ôter, il me confirma que tout s'était bien déroulé et que l'ovaire droit avait pu être remis en place. Il me conforta dans ma décision. Il me confia d'ailleurs que, même s'il avait été réticent au départ face à ma demande, il avait constaté que mon utérus aurait été incapable de jouer son rôle dans l'éventualité d'une grossesse, étant donné la présence importante d'adénomyose. Il avait également mesuré l'ampleur des souffrances auxquelles j'avais été soumise. Il semblait heureux de me voir soulagée et me préconisa pour seul traitement de prendre du bon temps. Le moment était venu, me dit-il, de me démédicaliser pour vivre plus normalement. Nous étions bien d'accord avec lui.

La convalescence se passa bien, même si les douleurs se montrèrent plus intenses une fois la médication par intraveineuse arrêtée. Je pris à cœur de respecter toutes les exigences imposées, en commençant par demeurer au repos pendant quinze jours. Ce furent les deux semaines les plus pénibles de cette période. Les anti-douleurs furent une nouvelle fois mes meilleurs amis ! Puis, peu à peu, je retrouvais des sensations plus agréables. Je repris le volant de ma voiture pour réaliser de courtes distances au bout de trois semaines. Je me suis sentie vraiment mieux après cinq semaines de repos.

Il faut dire que ma motivation à me remettre était énorme ! Nous devions embarquer sur un vol en direction de Tahiti six semaines seulement après l'intervention ! Je ne pouvais pas me permettre de manquer l'avion qui nous conduirait peut-être à notre enfant.

C'est donc rempli d'espoir que nous avons traversé cette dernière épreuve. Nous voulions croire qu'il n'y en aurait plus d'autres.

Mon parcours dans la maladie s'arrête là, pour le moment. Je sais qu'en conservant un ovaire, je m'expose à une éventuelle récidive. Je veux croire cependant que la vie va être plus douce et clémente.

Comme bien des femmes qui souffrent d'endométriose, ma vie, notre vie, pendant toutes ces années, a tourné autour de cette pathologie. Elle a été rythmée par les rendez-vous médicaux et la douleur qui avait la main mise sur tous nos projets.

Je rentre dans ma trente-troisième année et je viens de passer près de sept ans dans les couloirs d'hôpitaux. J'ai subi dans ce laps de temps quatre interventions et quatre fécondations in vitro dont deux avec ponction ; on a pratiqué sur moi cinq IRM, une coloscopie, un colo scanner, une échographie rectale, des dizaines d'échographies vaginales ; j'ai cumulé plus de vingt mois de ménopause chimique ; j'ai ingurgité des milliers d'anti-douleurs…

C'est mon EndométrioVie.

Il y en a bien d'autres.

Épilogue

Juillet 2013

L'hystérectomie a été un tournant décisif. C'est d'ailleurs elle qui a motivé mon souhait d'écrire ce livre témoignage.

Il y a bel et bien un avant et un après. Il a juste fallu déterminer quel était, entre ces deux instants, celui qui allait réellement compter. J'ai décidé, lors de mon réveil, après l'intervention, que l'avenir serait plus prometteur.

Il y a une Blandine d'avant et une Blandine d'après. Toutes deux sont des guerrières mais la nouvelle peut désormais vaincre la maladie.

Je veux croire en cette nouvelle moi. Elle ne veut plus subir, elle ne veut plus souffrir, elle veut agir.

Libérée de mon supplice, j'ai retrouvé la force d'avancer.

Main dans la main, toujours unis, nous poursuivons, Manu et moi, notre chemin, direction Tahiti. Un ailleurs qui nous ouvrira peut-être enfin les portes du bonheur.

manuscrit.com
Éditions
Le Manuscrit

Imprimé en France pour les éditions
Le Manuscrit Manuscrit.com
mai 2014

Imprimé en France
FROC02n0955040914
13709FR00013B/168/P

9 782304 043648